La perimenopausia
existe

RADHARANI JIMÉNEZ

La perimenopausia existe

Transforma esta etapa en 12 nuevas
oportunidades y vive más sana,
más fuerte y más plena

Grijalbo

Papel certificado por el Forest Stewardship Council®

MIXTO
Papel | Apoyando la
silvicultura responsable
FSC® C117695

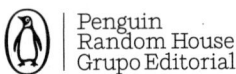

Penguin
Random House
Grupo Editorial

Primera edición: febrero de 2026

© 2026, Radharani Jiménez
© 2026, Penguin Random House Grupo Editorial, S. A. U.
Travessera de Gràcia, 47-49. 08021 Barcelona

Printed in Spain – Impreso en España

ISBN: 978-84-253-7120-2
Depósito legal: B-21.367-2025

Compuesto en Compaginem Llibres, S. L.
Impreso en Black Print Ibérica, S. L.
Sant Andreu de la Barca (Barcelona)

GR 7 1 2 0 A

A mis tres amores: Alfredo, Alfredo Tomás
y Alfonso Enrique, gracias por ser mi
«para qué» que me hace despertar cada
mañana con ilusión y gratitud

A mis pacientes, a todas las mujeres
que han confiado en mí para navegar
por su perimenopausia con tranquilidad

A ti, querida lectora, gracias por darme
una razón para seguir escribiendo y darte
soluciones y respuestas con el propósito
de hacer tu vida más plena

Índice

Introducción

¿Por qué te dedico este libro y quién soy para hablar de perimeno-pausia?

Todo comenzó mientras escuchaba a mis pacientes de fertilidad. Desde que estaba en la residencia de Ginecología me ha apasionado el mundo de la reproducción humana y las hormonas. Así que decidí profundizar en ese campo. Tuve la fortuna de estudiar un máster en Reproducción Humana en la Universidad Autónoma de Barcelona, el cual me abrió las puertas del conocimiento y la posibilidad de ayudar a muchas mujeres a lograr su sueño de ser madres.

Mientras estudiaba a mis pacientes que querían lograr un embarazo, me fui percatando de que muchas de ellas ya estaban en plena perimenopausia. La mayoría rondaba entre los 35 y los 45 años. Me contaban que sus reglas habían cambiado: sus ciclos se habían hecho más cortos, tenían manchitas marrones en la ropa interior antes de la regla, se sentían cansadas, irritables, con muchos síntomas premenstruales y notaban que en muchos ciclos no ovulaban.

Fue muy confuso para ellas porque atribuían el malestar psicológico al tratamiento de fertilidad, a no quedarse embarazadas o al paso del tiempo.

Nadie les había hablado de la perimenopausia. Me di cuenta de que no había casi nada de información al respecto, de que los médicos no teníamos formación especializada en esta etapa tan larga y crucial para la salud de la mujer.

He vivido muy de cerca con mis pacientes y seguidoras la angustia y el sufrimiento que causan la falta de validación, de respuestas y de soluciones a sus síntomas. He sido testigo del largo periplo que han recorrido muchas mujeres antes de encontrar a un profesional que las crea y les ofrezca soluciones a sus problemas. Muchas de mis pacientes pasaron un promedio de dos a cuatro años aguantando sus síntomas antes de buscar ayuda, porque los atribuían a otras causas. He visto a muchas mujeres llorar ante mis ojos por no saber qué les estaba ocurriendo, porque nadie les había sabido dar una respuesta, porque no se sentían las mismas personas. De igual modo, he presenciado lágrimas de agradecimiento al recibir validación, al entender la causa de todos esos síntomas «raros» e inexplicables. Picor en los oídos, dolor en el hombro, sequedad en los ojos, cambios repentinos en el estado de ánimo, tristeza que no responde a ninguna causa, olvidos, sentir que cada problema se hace una montaña, poca tolerancia al ruido, despertares nocturnos o escasas ganas de entrenar cuando antes les apasionaba son solo algunos de los síntomas que pueden causar los desequilibrios hormonales que ocurren en la perimenopausia. La lista es muy larga, dado que nuestras hormonas tienen receptores en casi todos los órganos del cuerpo.

«Creía que me estaba volviendo loca».

«Mi ginecólogo me dijo que la perimenopausia no existe».

«No soy la misma, tengo miedo a dejar de ser yo».

«Llegué a pensar que todo estaba en mi cabeza».

«Me dijeron que soy demasiado joven para estar en perimenopausia».

«He llegado a normalizar vivir así, con tanto malestar emocional».

«Me dieron antidepresivos».

Son solo algunas de las frases que más se repiten entre mis pacientes y seguidoras.

No todas la viviremos de la misma forma. Para cada mujer constituye una experiencia única, pero sin duda es una etapa de muchos cambios físicos, mentales y espirituales. Hoy estoy aquí para transformar tus dudas en certezas; tus miedos, en confianza, y el silencio en el que hemos vivido esta etapa en palabras que ofrecen respuestas sencillas para que seas la protagonista de tu salud.

Escribí este libro para que sepas que no estás sola. Quiero acompañarte a lo largo de este viaje hacia la perimenopausia con el objeto de que te veas reflejada y transformes esta etapa en una gran oportunidad para vivir plena, fuerte y sana. Disfrútalo, saboréalo a tu manera. Acompaña tu lectura con un café, tu infusión favorita o simplemente agua, y dedícate ese ratito de autocuidado para entender esta transición hormonal. Utiliza las herramientas que tengan sentido para ti, y pon en práctica las acciones que te propongo al final de cada capítulo para que integres la información y la apliques a tus rutinas.

Las conclusiones que compartiré contigo provienen de mis más de veinte años de formación científica, mi experiencia profesional y las técnicas que aplico para mi propia manera de vivir, tanto desde el estilo de vida como del desarrollo personal. He visto a cientos de mujeres reconectar con ellas mismas, recuperar la ilusión por la vida y encontrar su propia fórmula para navegar por la perimenopausia con calma, paciencia y amor.

A lo largo de las páginas de este libro, haremos un viaje juntas en el que iremos transformando cada uno de los desafíos de la perimenopausia en oportunidades para vivir más sana, más plena y más fuerte en mente, cuerpo y espíritu.

Hoy vengo a confirmar lo que tu intuición ya sabía. La perimenopausia sí existe y mucho está en tus manos para que la disfrutes con salud integral.

Tienes aquí la oportunidad de entender todo lo que necesitas saber sobre tus hormonas: cómo funcionan tus ovarios y las soluciones disponibles para recuperar el equilibrio.

Silvia me confesó con angustia que yo era la ginecóloga número ocho a la que acudía en busca de respuestas. Llevaba un par de años investigando, leyendo libros de salud femenina, escuchando pódcast de divulgación y siguiendo cuentas de Instagram de expertas en menopausia, y así me encontró. Este mensaje fue su chispazo: «No te tienes que esperar un año sin tener la regla para recibir ayuda».

Llevaba varios meses sintiendo que algo no iba bien. Tenía muchos síntomas premenstruales que nunca había experimentado con tanta intensidad como hasta entonces. Sus reglas se habían vuelto dolorosas, abundantes, y lo que más la angustiaba era que en los días previos a la regla, su sueño se alteraba: tenía despertares nocturnos y luego no lograba conciliar el sueño nuevamente. Los días antes de la regla, estaba muy irritable y eso afectaba a sus relaciones en el trabajo y también con su familia. Lo peor era que el malestar premenstrual cada vez parecía alargarse más.

«Es habitual, esto les ocurre a muchas mujeres. Quizá tengas demasiado estrés, bajar el ritmo te ayudará», le respondían cuando consultaba. Y ella se iba con la sensación de que no la habían escuchado y, además, de no haber obtenido soluciones para acabar con su malestar.

El rendimiento en su trabajo había disminuido porque los días en los que se levantaba agotada por no dormir bien y aquellos en los que veía el mundo de color gris le ocupaban casi la mitad del mes. «Voy en modo supervivencia», me contaba.

Y es que, si la menopausia es una gran desconocida para tantas personas, la perimenopausia lo es mucho más. Tan desconocida que la tendencia general entre profesionales sin formación es negar su existencia. Lo que no se nombra no existe. Un problema menos.

Parte de este desconocimiento viene de la falta de formación tanto en las especialidades médicas como en la educación para la salud que deberíamos recibir todas las mujeres. A esto se suma la carencia de estudios científicos centrados en mujeres y la necesidad de más investigación en el campo de la salud hormonal y cerebral femenina.

Voy a repetir esta frase a lo largo del libro porque quiero reivindicar un fallo frecuente de nuestro sistema que debería invitarnos a todos los que trabajamos en salud a hacer examen de conciencia:

No te inventas nada. Tu malestar es real.

Por algún extraño motivo, muchas veces cuestionamos lo que nos explican las mujeres: quizá por ignorancia, quizá por soberbia —«Soy yo quien sabe y eso no es así»—, muy probablemente por no saber cómo solucionarlo. Si niego el problema, entonces no me sentiré mal por no conocer la solución.

En todos estos años conversando con mujeres, escuchando su dolor, sus necesidades, sus deseos y su experiencia, me he dado cuenta de que el primer paso para ayudar a una persona que lo necesita es creerla. «Yo te creo» es una frase terapéutica. Es lo más liberador que nos pueden decir cuando tenemos un problema que nos roba la plenitud.

Si bien la perimenopausia varía mucho de mujer a mujer, tanto en duración, manera de vivirla e intensidad de síntomas si se presentan, es cierto que muchas mujeres la viven de una forma muy traumática, en especial por no saber lo que les ocurre.

Muchas veces las respuestas que recibimos nos hacen pensar que el problema está en nosotras, que no nos esforzamos lo suficiente por tener un estilo de vida perfecto, que somos «unas quejicas», que los cuarenta nos están llenando de manías y obsesiones o que en estos tiempos les ha dado por medicalizar todo. Esto nos lleva a cuestionarnos, a dudar, a sentir que nuestro problema no es real o que, al menos, no es para tanto.

A Silvia le cambió la expresión cuando le dije: «Lamento mucho que hayas tenido que esperar e investigar tanto para obtener las respuestas que necesitas. Yo te creo. Lo que te sucede a ti es muy frecuente durante la perimenopausia, y existen soluciones que te van a ayudar a recuperar tu bienestar físico y mental. Por supuesto que no hay que esperar un año sin regla. Decir eso es no entender para nada la fisiología del ovario».

Mientras hablaba, veía cómo el gesto de Silvia mudaba, sus hombros se relajaban y su mirada reflejaba tranquilidad y esperanza. Por Silvia y por tantas mujeres que me han demostrado que su vida cambió para mejor después de recibir la ayuda y la información adecuadas, para seguir expandiendo ese chispazo capaz de tender la mano a tantas mujeres en el mundo, sus familias y su entorno, estoy aquí dedicándote estas líneas.

Deseo en lo más profundo de mi alma que este libro sea ese «chispazo» que te dé respuestas, que te ayude a navegar en las aguas desconocidas de la perimenopausia, con paz mental, disfrute y curiosidad. Y es que esta etapa puede ser una gran oportunidad y el mejor momento para llenar tu mochila de herramientas útiles y soltar todo lo que ya no te aporta nada.

No tengas miedo. Somos millones de mujeres y, aunque quizá hoy en día no lo creas, estamos en el mejor momento de la historia hasta ahora para transitar esta etapa y recibir la menopausia con los brazos abiertos, sin sorpresas, con información adecuada, confianza y optimismo ante todos esos años que vendrán.

Silvia salió de la consulta con varios deberes, al haber entendido que ella es dueña de su salud y que ha de asumir ese poder. Con recomendaciones adaptadas a sus necesidades —que iremos explorando a lo largo del libro para que identifiques cuáles pueden ser las tuyas—, con una hoja de ruta, claridad y la serenidad de sentirse escuchada y comprendida. Su calidad de vida mejoró en los siguientes meses, no sin algunos altibajos —la vida no es una línea recta, lo que también la hace maravillosa—, así que abracemos nuestros cambios, descubramos cómo podemos afrontarlos de la mejor manera para seguir disfrutando de nuestros días y prevenir todo aquello que puede robarle calidad de vida a nuestra «yo» saludable del futuro.

La perimenopausia existe y estoy aquí para acompañarte, guiarte y darte todas esas respuestas que estabas buscando.

Capítulo 1

No soy la misma, tengo miedo a dejar de ser yo. ¿Qué me ocurre?

¿Qué es la perimenopausia?

Es el viaje que emprendemos desde la edad fértil hacia la menopausia. No es el mismo trayecto para todas las mujeres, no tiene idéntica duración, los paisajes pueden ser diferentes y podemos afrontarlos de modos distintos.

> Tu perimenopausia es única.

Llegamos a la perimenopausia alrededor de siete a diez años antes de la última regla, que, en promedio, es a los 51 años; sin embargo, puede ocurrir como algo normal entre los 45 y 55 años. Si tu menopausia llega a los 50, por ejemplo, ya desde los 40 estarías en perimenopausia. Es un periodo bastante largo y lleno de cambios. ¿A qué se deben esas alteraciones, tanto físicas como mentales?

Nosotras nacemos con una reserva ovárica a la cual llamo «nuestro banco de óvulos». Cuando estamos en el útero de nuestra madre tenemos alrededor de dos millones de folículos primordiales y los vamos perdiendo progresivamente, incluso antes de nacer. En el momento de tener la primera regla contamos con unos cuatrocientos mil ovocitos y, una vez comenzamos a ovular, los gastamos cada mes. Así, estas delicadas células que contienen nuestra carga genética están programadas para morir a medida que va pasando el tiempo mediante un proceso denominado «atresia folicular».

En realidad, el reloj biológico de nuestros ovarios es diferente al del resto del cuerpo. Por ese motivo, al llegar a los 40, muchas mujeres están «estupendas», en pleno esplendor profesional y personal, buena forma física…, pero sus ovarios están entrando en la tercera edad. Esa situación de nuestros ovarios y esa pérdida de ovocitos se asocia también a una pérdida paulatina del equilibrio exquisito que había entre las hormonas sexuales y las órdenes que le envía nuestro cerebro. Y es que todo está conectado.

¿Qué tienen que ver las emociones y los pensamientos con nuestras hormonas?

Tienen todo que ver. La hipófisis es una glándula maestra que está ubicada en la silla turca, en el cerebro. Desde allí manda órdenes a todos los demás órganos, como la tiroides y los ovarios, entre otros, mediante hormonas mensajeras. Si tus reglas han sido regulares y no has sufrido de ningún desajuste hormonal, lo habitual es que tu hipófisis lleve trabajando en armonía con tus ovarios desde tus primeras reglas hasta que tus ovarios comienzan a mostrar signos de «fatiga» porque ya se han gastado casi todos los óvulos.

Imagínate dos cestos llenos de huevos; si solo tienes un ovario, uno solo. Hay una señora que cada mes elige el mejor de los huevos de la cesta para preparar una comida. Para hacer la selección coge un grupo de huevos y los saca de la cesta, pero solo utiliza uno. Los demás, los tira. Durante todos los años de vida reproductiva, la señora va sacando huevos de la cesta hasta que quedan menos y menos cada mes. A medida que pasan los años, la velocidad a la que se vacía la cesta aumenta. Además, por haber estado guardados durante tanto tiempo, los huevos se van dañando hasta que, finalmente, llega un momento en que la cesta está casi vacía y la señora no logra hacer sus recetas con estos huevos.

Al principio todo puede ser un poco caótico, sobre todo porque dicha señora estaba acostumbrada a encontrar huevos siempre, por lo que se queja. Al empezar a entender que ya no hay más huevos en la cesta y que las cosas ya no funcionan igual que antes, comienza a buscar soluciones: busca otros ingredientes, aprende a cocinar otras recetas, compra claras de huevo pasteurizadas en el supermercado hasta que consigue adaptarse.

Lo más importante es entender lo que está sucediendo en tu cuerpo. Solo eso te dará claridad y te ayudará a encontrar las soluciones que se adapten a tu forma de pensar. Nuestros ovarios tienen una vida útil finita. Cuando disminuye la reserva ovárica, nuestras hormonas también lo hacen, lo que afecta de manera diferente a cada mujer. Si comprendemos que prácticamente todas las células de nuestro cuerpo tienen receptores de estrógenos, será mucho más sencillo entender por qué nos pueden suceder tantas cosas, algunas muy extrañas, durante la perimenopausia.

La perimenopausia es VIDA

Un desafío adicional: ni todas las perimenopausias son iguales ni es una etapa estática. Durante la perimenopausia lo único constante es el cambio. Sí, sé que esto puede hacerla una época aún más difícil. Es como si estuvieras aprendiendo a conducir por un determinado terreno y cuando ya has interiorizado las normas, entendido las señales, conocido las curvas peligrosas que hay en el camino, de repente te dicen: «Vale, pues muy bien, ahora nos vamos a otra ciudad diferente con otro coche». Sí, puede ser muy desafiante para un grupo de mujeres. Y es que a medida que vamos avanzando hacia la menopausia, nuestras hormonas pueden variar mucho.

Debido a que la perimenopausia es una etapa bastante larga en la cual nuestros ovarios van perdiendo su capacidad de producir hormonas, para facilitar su estudio, los expertos la dividieron por etapas mediante la clasificación de STRAW (Stages of Reproductive Aging Workshop).

Tranquila, esto es algo muy teórico y no te haré un examen al finalizar el capítulo; tan solo quiero que te hagas una idea de por qué te puedes sentir tan diferente de unos meses para otros y por qué de pronto los cambios pueden volverse tan abruptos.

En la perimenopausia temprana empiezan a aparecer variaciones en la duración de los ciclos. En esta etapa podemos tener ciclos más cortos, es decir, la regla nos viene más seguido o varía la duración de nuestro ciclo. Así, por ejemplo, un mes te viene la regla a los veintisiete días y otro a los veintiuno. Esta variación persiste durante varios meses, no se trata de un evento puntual que puede deberse a más estrés, un viaje o a que te enfermaste, por ejemplo. Es la típica situación que me cuentan muchas mujeres: «Doctora, yo antes tenía la regla cada veintiocho días como un reloj y ahora me está viniendo cada veintiuno días, ¿es normal?».

Esto es bastante habitual y lo podemos considerar «normal» en la perimenopausia, siempre y cuando esos cambios en la duración del ciclo no se acompañen de síntomas que te afecten. Por ejemplo, cambios de humor, más síntomas premenstruales, dificultad para conciliar el sueño o despertares en fase premenstrual, reglas dolorosas o abundantes, anemia por reglas abundantes, disminución del deseo sexual, cambios en la composición corporal…, entre una larga lista de problemas asociados a esos cambios hormonales.

¿Por qué ocurre este acortamiento en los ciclos?

Sucede porque tu reserva ovárica (la cesta de los huevos) está disminuyendo más rápido. La velocidad de destrucción de nuestros ovocitos se acelera a los 35 años y a los 37,5 se vuelve biexponencial. Ello se relaciona también con una menor calidad de los ovocitos, ya que el material genético que contienen es muy delicado y se daña con el paso del tiempo. Esto hace que ovulemos más deprisa, con lo que se pierde ligeramente ese equilibrio hormonal y el cuerpo lúteo que fabrica nuestro ovario después de la ovulación muchas veces no produce la misma cantidad de progesterona.

La progesterona: protagonista en la perimenopausia

Si bien los estrógenos se consideran «las estrellas del rock» en la menopausia, los más buscados, en la perimenopausia, en cambio, la gran protagonista de la película es la progesterona. Yo la llamo «la hormona *happy*». Si fuera un cantante, sería Bob Marley entonando en una playa jamaicana al ritmo del reggae «Baby don't worry about a thing cause every little thing is gonna be all right» (No te preocupes por nada porque todo va a estar bien), y es que la progesterona nos ayuda justo a mantener la calma y nos relaja.

La progesterona es una hormona que tiene muchas funciones beneficiosas para nuestro estado de ánimo, regulación del descanso y respuesta al estrés. Es la que equilibra las funciones del estrógeno y por eso es tan necesaria para un ciclo sano. Muchos problemas menstruales y hormonales, ocurren por déficit en la producción de progesterona. Desempeña un papel fundamental para la fertilidad y el desarrollo de un embarazo.

Durante la perimenopausia, la progesterona es la primera en abandonar la fiesta hormonal. Por eso se la conoce como la hormona del embarazo: *pro-* de 'favorecer', *gesterona* de 'gestación': la hormona que favorece la gestación.

«Doctora, la regla ya no me viene cada mes, me falta dos o tres meses y vuelve a venir, pero tengo muchos síntomas».

A medida que nos adentramos en la perimenopausia, pasamos a una fase de perimenopausia tardía. En ella aparecen las faltas de regla. Esto sucede porque los ovarios están prácticamente suplicando que les llegue su jubilación, pero la jefa hipófisis (la directora de la orquesta hormonal que tenemos en el cerebro) no se entera de nada, ya que ella solo presta atención a las señales químicas. Al tener pocos óvulos funcionales, los ovarios no responden a la hormona FSH o folículoestimulante. No se fabrican estrógenos; entonces, la hipófisis entiende que tiene que seguir produciendo FSH para que el ovario le haga caso.

En esta etapa podemos tener nuestros primeros sofocos, sudoración, despertares nocturnos, insomnio, palpitaciones sin motivo aparente, dolores articulares, sequedad vaginal, cambios en la piel y el pelo, tristeza sin causa aparente, menos energía o cualquier otro de los síntomas que iremos aprendiendo a reconocer e intentar solventar a lo largo del libro.

Guiarse por los valores de las analíticas hormonales en esta fase puede ser de poca utilidad, ya que hay muchas variaciones. Podemos encontrar valores de FSH elevados por encima de 25, pero también podrían estar bajos si ese mes has ovulado. Lo más importante son tus síntomas: lo que tú sientes, lo que tu cuerpo expresa, marca la manera en la que estos cambios hormonales te están afectando.

Como los estrógenos tienen receptores prácticamente en todo el cuerpo, la gama de síntomas que se asocian al déficit de hormonas ya va por doscientos setenta, según el último resultado publicado por la Asociación Española para el Estudio de la Menopausia. No te asustes, puede ser que no tengas ningún síntoma o que tu transición sea muy leve. Mi intención en todo momento es informarte, no alarmarte ni preocuparte. Entender todo lo que sucede en nuestro cuerpo nos da calma y nos permite actuar con claridad.

El principal error que cometemos los médicos en perimenopausia es NO CREER A LAS MUJERES.

Como médicos, reaccionar en lugar de escuchar lo que nos cuentan, querer atribuir sus síntomas siempre al estrés, al estilo de vida actual o a la edad no es más que la necesidad de tener la razón y operar desde el modo automático que justifique nuestra falta de actualización y ausencia de respuestas que tranquilicen, ayuden y aporten soluciones sin juicios preestablecidos.

> Creer a las mujeres es el primer paso para ayudarlas.

LA PERIMENOPAUSIA ES LA GRAN SIMULADORA. Se disfraza de muchos personajes: de ansiedad, de estrés, de *burnout*, de problemas tiroideos, de enfermedades reumatológicas..., y muchas veces coexiste con todas esas condiciones, lo que le abre la puerta a la enfermedad física y mental.

Muchas de mis pacientes me confiesan que han tardado una media de dos años en identificar lo que les sucedía. Un gran número de ellas dudan de sí mismas, se cuestionan si no estarán demasiado estresadas, si no estarán exagerando... Llegan a pensar que se lo inventan o le echan la culpa a su falta de disciplina con respecto a los hábitos saludables. A esto se añade que, cuando consultan, no les ofrecen ninguna solución o les dicen que son unas exageradas.

LA PERIMENOPAUSIA ES TU OPORTUNIDAD PARA CONOCER CÓMO FUNCIONAN TUS HORMONAS

Ahora que ya sé lo que me ocurre: ¿qué soluciones hay para sentirme bien?

Cuando hablamos de perimenopausia, evidentemente no hablamos de una enfermedad. Por lo tanto, no me gusta utilizar términos como tratamientos ni fármacos, sino herramientas. Aunque es cierto que muchas de las herramientas que mencionaré entran en la categoría de fármacos por temas de regulación.

La perimenopausia es una etapa muy variable: ese es el gran desafío. Puede ser necesario hacerte ajustes cada cierto tiempo. Debes estar dispuesta a recorrer este camino con curiosidad y ser tu propia observadora.

¿Con qué dificultades me voy a encontrar?
Una vez que has identificado que lo que te está afectando son los cambios hormonales de la perimenopausia, te encontrarás con estas limitaciones: actualmente, hay pocos profesionales que estén capacitados para ofrecerte herramientas más allá de la validación o anticonceptivos orales. No tengo nada en contra de los anticonceptivos orales y yo también los prescribo cuando son la opción adecuada, pero cuando sigas leyendo entenderás que disponemos de más opciones y merecemos estar acompañadas de profesionales actualizados, empáticos y que tengan una visión integral de la salud.

¿Anticonceptivos hormonales orales o terapia hormonal (TH)? ¿Cuál es la diferencia?
Muchas mujeres me preguntan: «¿Por qué nos ofrecen solo anticonceptivos en perimenopausia?», «¿Tiene sentido si nunca los he tomado?» o «Y si no los tolero o tengo efectos adversos, ¿no hay nada más?».

Todo esto se debe a la falta de entrenamiento y de formación e investigación en perimenopausia. Aunque las mujeres hayamos vivido la perimenopausia desde tiempos ancestrales, este es un capítulo relativamente nuevo de la historia de la salud de la mujer. Por eso, durante la especialización que realizamos los médicos, tanto de Ginecología como de Endocrinología, no se dedica mucho tiempo de formación a la menopausia con respecto al resto de las áreas de la salud de la mujer.

Hubo un hecho que marcó un antes y un después en la historia de la salud de la mujer: el estudio WHI *(Women's Health Initiative)*, llevado a cabo entre los años 1993 y 1998 en Estados Unidos. Fue una investigación muy grande que incluyó a más de 161.000 mujeres cuya finalidad fue demostrar que la terapia hormonal protegía a las mujeres contra el riesgo cardiovascular.

Dicho estudio se detuvo de manera precoz en el año 2002 porque los investigadores observaron un aumento del riesgo cardiovascular, contrario a lo esperado, además de un aumento del riesgo de cáncer de mama en las mujeres que recibieron terapia hormonal combinada en comparación con las que solo recibieron estrógenos y con el grupo placebo. Todo esto fue comunicado directamente a la prensa de una manera alarmante, sin que los médicos tuvieran la oportunidad de informar a sus pacientes o valorar cada caso de forma individualizada.

El resultado fue desolador para la historia de la menopausia. Mujeres y médicos tenían miedo. Estas no solo abandonaron sus terapias sin que les ofrecieran una alternativa, sino que el tema «menopausia» salió de la conversación. Las consultas de menopausia se sustituyeron por palabras de resignación, por falta de información y sobre todo de alterativas.

Lo más grave fue el abandono que han sufrido millones de mujeres en todo el mundo.

Hoy, veintitrés años después, seguimos sufriendo las consecuencias de aquel estudio porque muchos profesionales se quedaron con los titulares sin profundizar en los detalles. Las etiquetas negativas son difíciles de arrancar y esos resultaron pusieron una sobre la terapia hormonal que todavía sigue siendo un estigma.

Nos ha costado años de divulgación, horas de largas explicaciones a nuestras pacientes para transmitir los aprendizajes que el estudio WHI nos dejó. Veámoslos juntas.

La edad a la que comenzamos la terapia hormonal y el tiempo transcurrido desde el inicio de la menopausia hasta el comienzo de la terapia son fundamentales para que el beneficio sea mayor que el riesgo. Sabemos que en mujeres que tengan más de 60 años o más de 10 años desde su última regla, el riesgo podría superar el beneficio, sobre todo en lo que se refiere a eventos cardiovasculares como infarto o ictus. En el estudio WHI el promedio de edad de las mujeres era de 63 años y muchas de ellas tenían factores de riesgo cardiovascular como fumar, sedentarismo u obesidad. Actualmente, con todo lo que sabemos, no le indicaríamos una terapia con estrógenos orales sintéticos a una mujer con esas condiciones.

Por eso es muy importante el estudio personalizado y valorar tus riesgos personales. No todas las terapias valen para todas. Es como un traje a medida.

En el caso de la perimenopausia, nos encontramos en ese momento en que los beneficios superan los riesgos siempre que no tengamos ninguna contraindicación. Además, trabajar contigo desde el estilo de vida, mejorar tus hábitos como la alimentación, el ejercicio, el descanso y demás rutinas es algo que permitirá que obtengas resultados óptimos de salud en caso de que decidas recibir una terapia hormonal.

En la actualidad disponemos de otro tipo de hormonas, preparados bioidénticos, similares a las hormonas que producen los ovarios y utilizamos dosis fisiológicas con la finalidad de que recibas el máximo beneficio sin que presentes efectos adversos ni molestias. Todo esto requiere un ajuste personalizado.

La realidad es que los ginecólogos, en general, conocen tan poco la terapia hormonal de la menopausia que siguen prescribiendo anticonceptivos sin dudar y te dicen que no cuando se la pides. Pero los anticonceptivos, incluso los suaves, contienen dosis más altas de estrógenos sintéticos que la terapia hormonal. Por ello, esta no es anticonceptiva, porque los valores no consiguen inhibir la ovulación. Esto es importante, dado que en perimenopausia puede haber posibilidad de embarazo.

Nuestra hipófisis se está esforzando en conseguir que los ovarios ovulen y esto puede hacer que el ovario responda y ocurra una ovulación, aunque lleves varios meses sin regla. Por este motivo suelen ofrecerse anticonceptivos, pero definitivamente no son la única opción y no estás obligada a tomarlos.

El otro gran motivo por el que no suelen prescribirnos terapia hormonal en perimenopausia es porque muchos médicos no saben cómo hacerlo. A muchos les gustaría recetarla y tienen ganas de ayudar, pero carecen de la experiencia para indicar y monitorizar a mujeres con este tipo de terapia, lo cual los echa para atrás y los lleva a prescribir lo conocido porque se sienten más seguros.

Por otro lado, indicar una terapia hormonal requiere tiempo y dedicación, una consulta más larga de lo habitual donde habrá que responder dudas, apaciguar miedos y dar explicaciones pormenorizadas para que tenga éxito. Por desgracia, las consultas ginecológicas habituales no disponen de estas condiciones y, en realidad, es más fácil decirte cómo tomarte un anticonceptivo que atender a las famosas dudas: «Pero ¿esto me puede producir un cáncer o me va a engordar?». (Por cierto, eso te lo responderé más adelante).

En último lugar, y quizá lo más importante de todo, es que no se trata de darte una receta y decirte lo que tienes que tomar. Consiste en proponerte opciones para que tú decidas lo que quieres hacer, incluso si eso implica consultar una segunda opinión antes de tomar una decisión sobre tu salud presente y futura. Esa es la verdadera medicina que deberíamos practicar: aquella donde tú eres la protagonista y los médicos te facilitamos la información adecuada para que puedas decidir; aquella donde cuidamos de tu estilo de vida, te animamos a optimizar el entrenamiento de fuerza, a meditar, a comer para tener todos los nutrientes que necesitas, a indicarte los suplementos apropiados para tus objetivos de salud...

¿Cuándo es buena opción pensar en un anticonceptivo?

- Si aún necesitas protegerte de un embarazo. Siempre que tengas pareja masculina y reglas, aunque no sean regulares, hay posibilidad de embarazo. En este caso tiene sentido valorar esta posibilidad.
- Si tienes reglas abundantes e irregulares y eso te afecta.
- Si presentas acné o muchos síntomas premenstruales.

¿Cuándo un anticonceptivo NO es una buena opción para ti?

- Si eres fumadora, si tienes algún problema de salud cardiovascular o trombofilias, si has tenido una trombosis venosa o si padeces de migrañas con aura.
- Si en el pasado ya intentaste tomar anticonceptivos y los toleraste mal. Si te daban muchos dolores de cabeza, por ejemplo, te hinchaban o hacían que se esfumase el deseo sexual. Esto las mujeres lo suelen decir muy claro y sabemos identificar cuándo nos van mal.
- A veces el cuerpo cambia y, aunque antes te hayan ido mal, puede ser que esta vez, cambiando de combinación o dosis, los toleres mejor. También puede suceder todo lo contrario, que antes te fueran bien y esta vez los toleres peor. Por eso, si crees que pueden ser una opción para ti y no tienes ningún riesgo para tomarlos, una posibilidad sería comentarle a tu gine que quieres probarlos tres meses y observar cómo te sientes.

¿Cuándo podemos pensar en recibir terapia hormonal de la menopausia?

- Si además de los síntomas relacionados con la regla presentas síntomas de deficiencia hormonal, como sofocos, insomnio, sequedad vaginal, cambios emocionales, dolores articulares, cansancio, niebla mental… que estén afectando a tu calidad de vida.
- Si prefieres recibir hormonas bioidénticas o en tu caso es más adecuada la vía transdérmica (cremas, geles, espráis), por ejemplo, en caso de mujeres fumadoras o con un porcentaje de grasa alto.
- Si toleras mal los anticonceptivos hormonales orales.
- Si no necesitas protegerte de un posible embarazo; por ejemplo, si no tienes pareja o es mujer, si tienes un diu, si te practicaron una ligadura de trompas o si no quieres evitar un embarazo.

Anticonceptivos hormonales orales versus terapia hormonal en perimenopausia

Característica	Anticonceptivos hormonales orales	Terapia hormonal
Objetivo principal	Prevenir embarazo	Aliviar síntomas de perimenopausia y menopausia
Composición	Estrógeno + progestina (sintéticos)	Estrógenos y progesterona (bioidénticos o sintéticos)
Mecanismo	Inhiben ovulación, modifican moco cervical y endometrio	Suplen déficit hormonal, estabilizan niveles
Indicaciones	Mujeres fértiles, con necesidad anticonceptiva	Mujeres con síntomas vasomotores, emocionales, vaginales...
Ventajas	Regulan ciclos, reducen sangrado, controlan acné	Mejoran sofocos, sueño, libido, salud ósea y vaginal
Desventajas	Mayor dosis hormonal, más efectos sistémicos	No previenen embarazo, requieren evaluación personalizada
Vías de administración	Oral diaria	Transdérmica, oral, vaginal, tópica
Transición recomendada	Al acercarse a la menopausia, se puede cambiar a terapia hormonal	Se inicia cuando hay síntomas claros de deficiencia hormonal

La terapia hormonal indicada durante la perimenopausia no es anticonceptiva, ya que las dosis son más bajas y no consiguen inhibir una posible ovulación.

Si te dicen que no te dan terapia hormonal porque produce cáncer, pero te recetan anticonceptivos sin dudarlo ni hacerte más preguntas, te invito a que solicites una cita con un verdadero experto en perimenopausia. Si no te apetece recibir anticonceptivos y prefieres ese tipo de terapia, podrías valorar un método anticonceptivo no hormonal complementario, como el uso de preservativos, un diu con o sin hormonas o valorar con tu pareja la posibilidad de que se haga una vasectomía.

En realidad, la probabilidad de embarazo es bastante baja; de hecho, al llegar a los 40 años solo tenemos alrededor de un 3 por ciento de ovocitos sanos y, dependiendo de la mujer, esta disminución de la fertilidad puede ocurrir incluso antes; no obstante, como la fertilidad no es una ciencia exacta —de hecho, es bastante impredecible—, es mejor tomar precauciones, ya que también existe la probabilidad de que el embarazo termine en un aborto o una malformación.

Debes estar correctamente informada para que no pases por algo así. Además, si estás teniendo ciclos irregulares, es posible que cada vez que se retrase una regla te preocupes e incluso termines haciendo test de embarazo y visitando al médico para descartarlo. Cuantas menos preocupaciones de este tipo podamos tener, mucho mejor.

«Tengo reglas muy abundantes, como cuando era adolescente»

Camila llegó a la consulta con la misma preocupación que muchas mujeres en perimenopausia: «Doctora, mi regla ha cambiado. Ahora me dura ocho días y los primeros sangro tanto que tengo que ir a cambiarme la copa menstrual cada dos horas. Tengo que usar también una compresa por miedo a mancharme como cuando era muy joven. Estoy muy preocupada. ¿Tendré algo malo? Me siento débil y me mareo cuando me levanto. También se me está cayendo más el pelo».

Así como le sucedió a Camila, es bastante frecuente que tus reglas se vuelvan más abundantes, dolorosas o que vayan acompañadas de síntomas premenstruales. Esto se debe a lo que te he explicado anteriormente: hay una disminución de progesterona, el endometrio se vuelve más grueso y, cuando se desprende con la menstruación, el sangrado es más abundante, dura más días y puede acompañarse de coágulos.

A esto le llamamos «hemorragia uterina disfuncional» (HUD), y quiere decir que el sangrado está causado por un desequilibrio entre estrógenos y progesterona, dos de tus hormonas. Tienes un poco más de estrógenos que progesterona. Sin embargo, es muy importante que acudas a la consulta de tu ginecóloga para que te explore y poder descartar otras causas, puesto que existen otros motivos por los que las reglas se vuelven más abundantes o dolorosas como:

Miomas uterinos. Son una especie de pelotas de tejido fibroso que crecen en el útero. Representan la tumoración benigna más frecuente en la mujer. Ya sé que el nombre asusta bastante porque es muy feo, pero el 99,9 por ciento son benignos. Se pueden ver en la ecografía transvaginal y, si están dando problemas, se pueden quitar mediante cirugía.

Los que suelen provocar sangrado son los que están en el endometrio y se conocen como miomas submucosos; los que están en la capa muscular del útero son los miomas intramurales.

Esta es una de las causas más frecuentes por las que a muchas mujeres les hacen una cirugía para quitarles el útero, la denominada «histerectomía». Actualmente se intentan extraer solo los miomas para hacer cirugías cada vez menos invasivas, aunque esto depende de cada paciente.

Pólipos endometriales. Son unas peloticas que se forman dentro del tejido endometrial. Se pueden observar en una ecografía transvaginal, pero el diagnóstico más preciso se hace mediante una histeroscopia diagnóstica. La mayoría son benignos, pero hay que estudiarlos para poder asegurarlo.

Hiperplasia endometrial. Es un crecimiento anormal del tejido endometrial. Lo vemos en la ecografía transvaginal midiendo el endometrio. La mayor parte de las veces suele ser benigno, pero requiere realizar una biopsia para asegurarlo y ordenar el tratamiento y los controles adecuados.

Lesiones en el cuello uterino. Es muy recomendable realizar citologías cervicales de forma rutinaria para desestimar cualquier problema del cuello uterino. También puede haber pólipos en el cérvix que causen sangrados.

Problemas de la coagulación. Podemos descartarlos con una analítica, pero es una causa muy poco frecuente.

Si tienes sangrado abundante con la regla, siempre hay que hacer una exploración y pruebas de rutina antes de atribuirlo a desequilibrios hormonales. Este paso es fundamental para darte una solución apropiada.

La exploración de Camila y su ecografía transvaginal determinaron que todo estaba correcto; asimismo, los resultados de la última citología también fueron normales, por lo que este cambio en sus reglas se debía a que, al igual que tú y yo, Camila era una nueva miembro en el club de la perimenopausia. Su sangrado se debía a desequilibrios hormonales y, además, cuando le pregunté me explicó que estaba durmiendo mal porque tenía despertares nocturnos, sobre todo antes de la regla. Se sentía irritable y le costaba mucho gestionar el estrés. Era maestra de Primaria y en los últimos meses le estaba costando mucho manejar todos los conflictos en clase y el exceso de estímulos, cosa que nunca le había sucedido.

En la analítica aparecía anemia, por lo que le recomendé hierro durante unos meses hasta un nuevo control, además de una alimentación rica en hierro. Decidimos iniciar una terapia con progesterona natural en la fase lútea —esto es, después de la ovulación— y observar los ciclos y sus síntomas un par de meses. Le hablé de la posibilidad de un diu de levonorgestrel —una hormona sintética— o anticonceptivos, pero ella prefirió la opción de la progesterona natural. Si los sangrados no mejoraban, cambiaríamos al diu de levonorgestrel para reducir el grosor de su endometrio y evitar la anemia.

La importancia de mejorar la anemia

Si tienes anemia es importante resaltar que siempre debe ser atendida adecuadamente. La anemia es un síntoma que nos habla de algún desequilibrio. Tus depósitos disminuyen porque pierdes más hierro del que ingresa tu cuerpo mediante la alimentación. Entonces a este no le da tiempo a reponerlo.

Imagínate una estantería del supermercado donde hay lentejas. Tomo el mundo está yendo a comprar lentejas y la persona responsable de reponer el estante no logra hacerlo a la velocidad a la que la gente las compra. Entonces dicho estante se queda vacío y las lentejas no son suficientes para todos los clientes. Eso mismo sucede en tu cuerpo cuando sangras abundantemente durante tantos días. Aunque te alimentes de manera saludable y tomes todos los nutrientes, no te da tiempo a reponer el hierro a la velocidad a la que lo pierdes.

Si tenemos anemia, nos notamos más cansadas, con menos energía, decaídas, se nos cae el pelo con más facilidad, estamos pálidas, sufrimos mareos y dolor de cabeza, nos recuperamos peor y aumenta el riesgo de infecciones porque llegará menos oxígeno a los tejidos de nuestro cuerpo. Puede ser que experimentes mareos cuando te levantes o te canses al hacer un esfuerzo, como, por ejemplo, subir escaleras.

Hay una proteína que nuestro cuerpo fabrica para almacenar hierro: la ferritina. Se encuentra principalmente en el hígado, el bazo y la médula ósea. Tener la ferritina en niveles normales es importante porque refleja la cantidad de hierro que guardamos almacenado. Este mineral es esencial para la producción de glóbulos rojos, que transportan el oxígeno a todo el cuerpo para que nuestros tejidos puedan utilizarlo y funcionar correctamente. Que nuestros valores de ferritina sean bajos es un indicador de que nuestras reservas de hierro son escasas, lo que puede llevarnos a desarrollar una anemia ferropénica. Por el contrario, que los niveles de ferritina sean altos puede señalar inflamación crónica.

Tener niveles bajos de ferritina indica una deficiencia de hierro que aún no se refleja en tu valor de hemoglobina. Por este motivo es muy importante solicitar este parámetro en tu analítica. En mujeres con sangrados abundantes, los valores de ferritina por debajo de 30 nanogramos por decilitro pueden asociarse con cansancio, pérdida de pelo, palpitaciones, fatiga y dificultad para concentrarse.

Tu valor de ferritina debería estar por encima de 50 nanogramos por decilitro. El rango normal es entre 10 y 200, pero en caso de sangrados abundantes o síntomas como cansancio, no hay que esperar a que estés en el nivel más bajo para ofrecerte alternativas con el objetivo de aumentarla. Por este motivo muchas veces puede ser necesario darte un suplemento de hierro complementario a la alimentación además de las medidas para reducir esas reglas abundantes.

Dentro de los suplementos de hierro encontramos sales como el sulfato, el fumarato o el hierro liposomado, que son más tolerables. A menudo se combinan con vitamina B12, vitamina C o ácido fólico para reforzar su eficacia. Para casos severos, con niveles de hemoglobina muy bajos, algunas veces se requiere hierro endovenoso, que se administra en un centro hospitalario.

Recomendaciones de salud integral para mejorar tus niveles de hierro

Desde la alimentación. Lo ideal es que incluyas cada día alimentos que sean ricos en hierro. Los hay con hierro hemo como el hígado de res, la ternera y los mariscos; también los hay con hierro no hemo, que puede ser un poco más difícil de absorber, como las lentejas, los garbanzos, las espinacas, las semillas de calabaza o la quinoa, entre otros. En este último caso se recomienda combinarlos con cítricos, ya que la vitamina C favorece dicha absorción: por ejemplo, una ensalada de lentejas con pimiento con un chorrito de limón combinada con kiwi u otros cítricos.

- Cuando comas alimentos ricos en hierro, evita combinarlos con lácteos, café o té, ya que podrían disminuir su absorción.
- Cocina con sartenes de hierro fundido.
- Tanto el estrés como desequilibrios de la microbiota intestinal pueden alterar la absorción de nutrientes. Por eso siempre te recuerdo que somos un todo y que tu mundo emocional, tus relaciones y tus herramientas para afrontar los desafíos son parte importante del camino para recuperar tu equilibrio.
- Es recomendable hacer un seguimiento de tu analítica entre uno y tres meses, y solicitar nuevamente todos los parámetros de metabolismo de hierro.

Diu Mirena: pros y contras

Los dispositivos de levonorgestrel como Mirena o Kyleena, por ejemplo, son dispositivos intrauterinos que liberan una pequeña cantidad de levonorgestrel, que es un progestágeno sintético. Esta hormona actúa de forma parecida a la progesterona, disminuyendo el grosor del endometrio hasta hacerlo muy delgado para que no sangre. De esta manera, tiene un doble efecto: como anticonceptivo y como tratamiento para sangrados uterinos disfuncionales, reglas abundantes o hiperplasia endometrial.

Se coloca en el consultorio y luego se realizan controles periódicos para saber cómo te va. En perimenopausia puede ser una buena opción porque ofrece doble beneficio: anticonceptivo y de control de sangrados. A un gran grupo de mujeres les va bien, les resulta cómodo y práctico y, al reducir los sangrados, mejora su calidad de vida, anemia y energía. Sin embargo, hay otras mujeres que no lo toleran bien. Puede producir manchado continuo que muchas veces es limitado, pero en algún caso persiste y es muy molesto. Lo podemos mejorar desde la consulta con distintas herramientas hormonales. A algunas mujeres les produce cambios de humor, molestias pélvicas o retención de líquidos. No hay modo de predecir en cuál de los grupos estarás si decides usar un diu con hormonas. La única manera de saberlo es observando tu evolución.

Siempre puede retirarse si no te funciona. Si lo toleras bien, puede mantenerse muchos años y es posible combinarlo con estrógenos en caso de que tengas indicación de terapia hormonal.

¿Si tengo un Mirena y no presento reglas, cómo sabré si ya he tenido la menopausia?

Es una duda muy frecuente. A veces es difícil saberlo. Se puede hacer una analítica hormonal para ver tus hormonas FSH y estradiol o mediante tus síntomas. Si empiezas a tener síntomas de bajos estrógenos como sofocos, insomnio, dolor articular, sequedad, por ejemplo, lo más probable es que ya estés en menopausia, por lo que hay que ayudarte a mejorar esos síntomas ofreciéndote alternativas.

A mí me dieron Amchafibrin para mis reglas abundantes. ¿Lo recomiendas?

Esta es una duda frecuente en mi comunidad. Amchafibrin es ácido tranexámico. Este es un fármaco antifibrinolítico que se usa para evitar el sangrado en caso de reglas muy abundantes. No es un tratamiento, sino una medida para ayudarte a superar las molestias que produce un sangrado abundante de forma inmediata y debe utilizarse un tiempo corto. La idea es tomarlo solo de manera puntual y valorar alguna de las opciones para corregir los sangrados que te expliqué anteriormente.

¿Qué pasó con Camila?

Volví a verla en una consulta de seguimiento. Sus síntomas se habían reducido mucho. La ayudó la progesterona natural y el conjunto de cambios en su estilo de vida.

Está aprendiendo a gestionar el estrés. Su alimentación ha mostrado una mejoría significativa y procura respetar las horas de sueño. Estos cambios hicieron que su estado de ánimo se recobrara sustancialmente. Su analítica mejoró y se siente menos cansada. Aún le cuesta entrenar la fuerza. Como ves, es un camino para toda la vida. No hay que tener prisa, es preferible ir paso a paso por una senda lenta y sostenible. Eso marcará la diferencia.

Camila ahora entiende lo que está ocurriendo en su cuerpo y eso le da paz. Se siente escuchada, validada y orgullosa de la mujer en la que se está convirtiendo al priorizarse y escucharse. Es consciente de que está en una etapa de muchos cambios y es importante aceptar algunas cosas, así como ajustar otras, con paciencia, constancia y amor hacia la mujer que es hoy.

Capítulo 2

Terapias hormonales, fitoterapia y suplementos que sí funcionan

Tu oportunidad para elegir la solución adecuada para ti

Ahora que ya hemos entendido lo que nos está sucediendo, que encontrar respuestas nos ha devuelto la paz y ser validadas nos ha permitido hacer las paces con nosotras mismas para darnos cuenta de que, como decimos Patri psicóloga y yo: «No soy yo... son mis hormonas», viene el momento en el que probablemente te estés preguntando: «¿Y ahora qué hago?», «¿Qué soluciones hay disponibles para mí?», «¿Son seguras?», «¿Tengo que seguir esperando?».

Antes de empezar a contarte todo lo que he aprendido acerca de las terapias hormonales, quiero decirte que volver a poner la balanza de la salud en equilibrio, alcanzar tu salud estrella, no dependerá de una sola «pastilla mágica». No hay una solución única infalible para todas las mujeres. La experiencia me ha enseñado que las que alcanzan ese estado de bienestar, energía y vitalidad tan deseado lo logran después de unos meses, a veces pueden llegar a ser años; sin embargo, no te asustes, porque, por lo general, se suelen requerir de dos a tres meses para notar un cambio muy positivo en tu estado general de salud, tanto física como mental. Eso sí, aquí la paciencia es clave y quizá un poco de «fe ciega». Una vez que has decidido seguir una hoja de ruta con un plan de salud y confiar en un profesional, te animo a continuar con confianza y fe en tu proceso. No pidas la opinión de todos aquellos que están a tu alrededor, porque eso solo hará que la confusión y las dudas te devuelvan a la casilla de salida. Esto último lo he visto en muchas mujeres que no saben a quién creer, cuestionan todo y dudan incluso de su propia intuición. En definitiva, tienen tanto miedo que acaban paralizadas en el mismo punto.

> Si estás mal, no cambias nada y no crees en nadie ni sigues un plan, seguirás estando mal.

El buen resultado que se produce en muchas mujeres no es producto de una sola herramienta, terapia o tratamiento. Cuando lo analizamos, llevan algún tiempo haciendo cambios positivos en su estilo de vida, horarios, rutinas, gestión emocional, ejercicio, nutrición, etcétera. Es decir, es el conjunto lo que construye el resultado. Lo que yo llamo «la estrella de la salud» como te cuento en mi libro anterior: *El gran libro de la salud integral femenina.*

El camino que decidas elegir es el correcto para ti. Es aquel con el que tú te sientes alineada, con claridad, certeza, serenidad y paz mental. «Convénceme de recibir terapia hormonal», me dijo un día una seguidora. A lo que yo le respondí: «Mi trabajo no es convencerte de nada. Mi trabajo es informarte, darte opciones y que tú decidas qué camino escoger poniendo los pros y contras en tu propia balanza personal».

Esa es la medicina que practico, en la que creo y la que realmente ayuda a las personas, la que te da la oportunidad de conocer las opciones que tienes a tu disposición, te muestra con datos científicos los resultados y los riesgos, y te ayuda a prevenir la enfermedad. La que, asimismo, te educa en hábitos saludables, en estilo de vida y te ofrece múltiples opciones, no un camino único impositivo.

Tú determinas gran parte del resultado con tus hábitos desde que te despiertas hasta que te acuestas, con tu compromiso con tu salud.

¿Qué son las terapias hormonales?

Son un conjunto de preparados que buscan reponer las hormonas que producían nuestros ovarios durante el ciclo menstrual para atenuar el impacto que ocasiona su descenso, lo que incide en la mejora de la calidad de vida y los síntomas.

Son mucho más conocidas como «terapia hormonal de reemplazo» o «terapia hormonal sustitutiva». Esa terminología, que aún se sigue utilizando, ha sido actualizada por las sociedades científicas por «terapia hormonal de la menopausia»; esto es porque al indicarla no buscamos reemplazar la actividad del ovario, sino reponer, acompañar, equilibrar ese ambiente hormonal. Nunca se utilizan dosis altas ni llegamos a alcanzar los niveles de estrógenos que teníamos en la ovulación.

Parafraseando al doctor Nicolás Mendoza Ladrón de Guevara, catedrático de la Universidad de Granada y expresidente de la Asociación Española para el Estudio de la Menopausia (AEEM): «El ovario es una glándula endocrina tan maravillosa y compleja que pretender reemplazarla o sustituirla se escapa al alcance de los avances actuales de la medicina y la farmacología». Y es que no puedo estar más de acuerdo con el maestro porque lo que hacemos en la actualidad es simplemente acompañar ese cambio hormonal tan transcendental para la vida de la mujer, que tanta repercusión puede tener para su salud futura.

En los únicos casos en los que hablamos de «terapia hormonal sustitutiva» (THS) o «terapia hormonal de reemplazo» es en las mujeres que tienen una insuficiencia ovárica prematura (IOP) o menopausia precoz, ya que, en este supuesto, los ovarios dejan de trabajar antes de lo esperado, por lo tanto, no es una situación normal.

¿Qué tipos de terapias usamos?

Existe una variedad de opciones para ayudarte a mejorar tus síntomas por falta de hormonas y mejorar tu calidad de vida presente y futura. A modo práctico, te voy a explicar las opciones más frecuentes. Las terapias hormonales pueden ser locales o sistémicas según la vía de administración. Las segundas pasan a la sangre y desde allí van a todos los órganos para ejercer su función.

¿Qué hormonas forman parte de la terapia hormonal en la perimenopausia?

Podemos indicar:

Estrógenos. Estradiol o estriol

Progesterona. Se puede administrar como progesterona natural micronizada, que es su forma bioidéntica o en sus formas sintéticas, que son los progestágenos o progestinas.

Testosterona. Esta hormona no se administra en todos los casos. Podemos indicar testosterona cuando hay disminución del deseo sexual, siendo la única indicación aprobada en la actualidad para su uso. No obstante, existen otros beneficios de esta hormona, como mejoría del estado de ánimo y funciones cognitivas, pero necesitamos evidencia más sólida, **datos de seguridad a largo plazo y protocolos para su prescripción.**

Se pueden administrar por diversas vías:

Vía oral. Pastillas, cápsulas o comprimidos (excepto testosterona)
Vía transdérmica. Parches, geles, espráis
Vía subcutánea. Pellets. Esta forma de administración de terapia hormonal, a la fecha de escribir estas páginas, no se utiliza en España debido a un retiro cautelar de la Agencia Española de

Medicamentos y Productos Sanitarios (AEMPS). Su uso, por otra parte, no está avalado por las principales sociedades de menopausia del mundo debido a la falta de estudios de seguridad y eficacia a largo plazo.

Vía local. Cremas, geles u óvulos que se aplican directamente en la zona vulvovaginal para mujeres que solo sufren molestias genitourinarias.

Las hormonas, por otro lado, pueden ser bioidénticas, cuando su estructura es similar a las que produce nuestro cuerpo, o sintéticas si tienen una estructura diferente.

Ninguna es mejor que otra. Su elección va a depender de tu historia médica. En mi experiencia prefiero utilizar hormonas bioidénticas siempre que sean la opción adecuada para mi paciente, dado que para mí tiene sentido ofrecerle algo que es similar a lo que produce su cuerpo.

Algunas consideraciones acerca de la terapia hormonal de la perimenopausia:

- No tienes que esperar un año sin regla para empezar a recibirla.
- No debes esperar a encontrarte fatal o a no poder más para recibirla.
- Cuanto más temprano empieces, más beneficios y menos riesgos tendrás.
- Puedes comenzarla, aunque tengas reglas cada mes, ya que hay distintas combinaciones.
- Si tienes útero, siempre debes recibir progesterona o algún progestágeno para proteger tu endometrio de un crecimiento anormal. La progesterona en crema no se absorbe bien.
- No es una receta única para todas, deben ser personalizadas.
- Tener en cuenta la posibilidad de embarazo es muy importante en la perimenopausia.

Puede resultar desafiante para ti y para tu médico, puesto que tus ovarios aún trabajan y muchas veces esto genera algunas molestias, como sangrado irregular, dolor mamario o de cabeza. Todo esto se puede mejorar.

La progesterona natural es una hormona maravillosa que suele ser segura, se tolera bien y conlleva beneficios importantes como mejorar tu calidad del sueño, reducir los síntomas premenstruales, las migrañas, el dolor mamario, entre otros. Sin embargo, hay algunas mujeres que presentan sensibilidad. En efecto, no la toleran y les causa el efecto contrario: irritabilidad, cambios de humor, malestar emocional… Si te han dado progesterona natural y has observado que te encuentras peor, podrías estar en ese grupo. Si toleras mal la progesterona, debes comentarlo con un experto en perimenopausia para que pueda ofrecerte otras opciones como un diu de levonorgestrel u otro tipo de preparados hasta encontrar tu combinación óptima.

Cuando hablamos de terapia hormonal en la perimenopausia, se trata de hacer «un traje a medida». Te tiene que quedar bien a ti. Hay que ajustar las dosis, el tipo de hormonas y las pautas hasta que te sientas cómoda.

Esto puede llevar algunos meses, así que ten paciencia.

¿Quiénes pueden recibir terapia hormonal en la perimenopausia?

Si estás presentando síntomas físicos o mentales que afecten a tu calidad de vida, que te hagan sufrir y te condicionen, puedes hablarlo con un especialista con formación acreditada en hormonas. Recibirla o no dependerá de tu historia clínica, antecedentes y estilo de vida.

Te adelanto que hay más mujeres que pueden recibir terapia hormonal que aquellas que no. Si tienes la duda, te invito a explorar la opción, ya que puede ser una decisión transformadora. No te dejes guiar por el miedo, por los rumores o por comentarios. Busca a personas altamente formadas en el tema.

¿En qué casos no puedes recibir terapia hormonal?

- Si tienes o tuviste cáncer de mama positivo para receptores hormonales.
- Si tienes cáncer de endometrio no tratado.
- Si tienes enfermedad cardiovascular, tuviste un infarto o un ictus.
- Si has tenido un tromboembolismo venoso.
- Si tienes una enfermedad severa del hígado.
- Si tienes una trombofilia o enfermedad de la coagulación (en este caso, se puede considerar la terapia transdérmica).
- Si tienes un sangrado vaginal que no ha sido estudiado.
- Si presentas alergia o hipersensibilidad a alguno de los compuestos de la terapia hormonal.

Hay ciertos casos en los que hay que tener en cuenta algunas precauciones y consideraciones especiales como:

- Si tienes migrañas con aura.
- Si tienes miomatosis uterina de rápido crecimiento o sintomático.
- Si tienes diagnóstico de diabetes, hipertensión severa o dislipidemia no controladas.
- Si tienes obesidad importante.
- Si tienes endometriosis activa.
- Si tienes alguna enfermedad autoinmune activa.

Además de estas contraindicaciones formales, que son situaciones en las que los riesgos superan los beneficios, yo añado:

No empieces una terapia hormonal si tienes miedo a recibirla, si no te han respondido a tus dudas, si no entiendes su efecto o si estás convencida de que es peligrosa y te hará daño. No la inicies en esas circunstancias. Primero aclara las dudas, si necesitas consultar con varios expertos, hazlo. Si quieres esperar, hazlo.

Es muy importante que la decisión de comenzar una terapia hormonal la hagas desde la confianza y la tranquilidad.

Los efectos adversos más frecuentes al iniciar una terapia hormonal

El dolor mamario y el sangrado son dos motivos de preocupación muy frecuentes en mujeres que están empezando una terapia hormonal, sobre todo si no te lo han explicado. De hecho, muchas mujeres se asustan tanto que abandonan este tipo de terapia si no consiguen comunicarse con sus médicos y recibir alguna explicación.

Los estrógenos tienen receptores en las mamas y en el endometrio, por lo tanto, es muy frecuente que haya sangrado irregular durante los dos o tres primeros meses. Todo esto ocurre porque hay actividad hormonal.

La perimenopausia tiene, además, la dificultad añadida de que hay ciclos irregulares. Por eso en algunas ocasiones es más difícil aún de corregir. Eso no quiere decir que no se pueda.

Si han estudiado tu caso, tenías una ecografía y una mamografía normales y no presentas ningún otro antecedente, por lo común, no hay motivo para abandonar la terapia. Debes ponerte en contacto con tu médico, quien hará algunos ajustes en las dosis si es necesario, incluso un cambio de terapia. Por lo general, los sangrados se suelen controlar a los tres meses. Es importante que te hagan una exploración presencial para realizar una ecografía si persiste el problema.

Algunas mujeres experimentan dolor de cabeza o cambios en el estado de ánimo. En muchos casos este mejora, pero puede haber otros donde ocurra lo contrario. Muchos cambios son transitorios y se pueden corregir modificando pautas, dosis o preparados. Lo más importante es que a ti te compense seguir recibiendo la terapia, que te sientas mejor.

¿Qué riesgos existen al recibir terapia hormonal en la perimenopausia?

Actualmente disponemos de información suficiente que nos permite reducir los riesgos al mínimo. Sabemos que cuanto más temprano se inicie una terapia, más beneficios y menos problemas tendremos. El estudio WHI demostró que existe una «teoría del tiempo», que significa que en una mujer que ha pasado más de diez años desde la menopausia o tiene más de 60 años, no deberíamos comenzar una terapia hormonal, ya que el riesgo podría superar el beneficio.

El riesgo cardiovascular aumenta conforme pasamos más tiempo desde la menopausia hasta el inicio de la terapia. Esto no se aplica a la perimenopausia, dado que estaríamos comenzando antes de la última regla.

En cuanto al riesgo de trombosis, sabemos que los estrógenos por vía oral aumentan ligeramente la posibilidad de eventos trombóticos porque estimulan la formación de factores de la coagulación en el hígado. Esta situación casi desaparece cuando indicamos estrógenos transdérmicos, como cremas, espráis o geles de estradiol. El peligro puede ser un poco mayor en mujeres con alto porcentaje de grasa o sedentarias, por lo que un enfoque integral puede ayudarte a reducirlo, sin privarte de la posibilidad de recibir terapia hormonal.

He tenido pacientes junto con quienes he trabajado en su estilo de vida: las animé a empezar a entrenar fuerza y ejercicio cardiovascular, a caminar más, a llevar una alimentación antiinflamatoria, y la

terapia hormonal les ha transformado la vida sin mayores inciden-
cias. No ofrecerles ninguna solución por miedo habría sido conde-
narlas al deterioro y a tener que soportar los síntomas que las estaban haciendo sufrir. Hay que ser valientes y exponerte con claridad
todas tus opciones, dado que tú tienes la capacidad de entender lo
que es mejor para ti. De esta manera, rompemos el paradigma de la
medicina paternalista, para la que eres un sujeto pasivo y yo decido.
Tú tienes en tus manos la capacidad de cocrear tu «yo» saludable
del futuro junto a profesionales que compartan tu visión. Nosotros
te guiaremos. Tú recorrerás el camino. Ahí radica tu poder.

> Abandonar ese enfoque paternalista de la medicina y ofrecer
> explicaciones claras basadas en ciencia en combinación con
> asesoría de estilo de vida es el camino hacia la salud integral
> de cuerpo, mente y espíritu.

¿Aumentaré de peso?

Esta supone una preocupación muy habitual. En realidad, es un
mito, ya que la evidencia científica no demuestra que las mujeres
que reciben terapia hormonal suban de peso. En mi experiencia, es
todo lo contrario y muchas mujeres consiguen mejorar su composición corporal al iniciar una terapia hormonal, puesto que las ayuda
a dormir, a sentirse mejor emocionalmente, a tener menos dolores… Todo esto favorece que quieran entrenar, que tengan más ganas de cuidar sus hábitos y practicar un estilo de vida saludable.

¿Desarrollaré cáncer de mama por usar terapia hormonal de la perimenopausia?

Este es el miedo más frecuente de todos cuando hablamos de hormonas. Muchas mujeres siguen asociando la terapia hormonal
con el riesgo de cáncer de mama. Sin embargo, la terapia hormonal no es la causante del cáncer de mama, ya que este problema es

multifactorial; es decir, son muchos los factores que pueden influir en que se generen células tumorales. Todo este asunto del cáncer se viene arrastrando desde que se dieron a conocer los resultados del estudio WHI en 2002 del cual te hablé en la página 26. Dicha investigación fue la que le puso la etiqueta de cancerígena a la terapia hormonal, que tanto ha costado remover. Como te comenté, este estudio fue detenido antes de tiempo porque los investigadores observaron un aumento del riesgo de eventos cardiovasculares, contrario a lo que se esperaba encontrar. Asimismo hallaron que en uno de los grupos habían aumentado los casos de cáncer de mama. Este grupo fue concretamente el de las mujeres que recibieron estrógenos orales (estrógenos equinos conjugados) y acetato de medroxiprogesterona (un progestágeno sintético), mientras que en el grupo de las mujeres que recibieron estrógenos solos, porque no tenían útero, no aumentó el cáncer de mama, sino que disminuyeron los casos. Esto quiere decir que el causante de ese aumento de casos fue el acetato de medroxiprogesterona, progestágeno que no uso en mi práctica ni se usa casi en la actualidad.

Hoy en día disponemos de nuevos datos, metaanálisis más recientes que reportan que con los preparados bioidénticos de estradiol y la progesterona natural no se observa este aumento de riesgo de cáncer de mama.

Por desgracia, el cáncer de mama es tan recurrente que una de cada ocho mujeres lo padecerá a lo largo de la vida. Todas tenemos riesgo y la ciencia aún no tiene la respuesta de cómo eliminarlo por completo; no obstante, sí podemos reducir nuestro riesgo personal mediante cambios en el estilo de vida, como dejar de fumar, eliminar o reducir el alcohol, hacer ejercicio físico con frecuencia, llevar una alimentación antiinflamatoria, cuidar nuestras emociones y aprender a gestionar el estrés.

Ninguna está exenta de sufrir cáncer de mama. No conocemos todo acerca de esta terrible enfermedad ni tampoco todo depende de nuestros hábitos. Por eso es fundamental hacer un diagnóstico tan pronto como sea posible para poder tener la opción de recibir un tratamiento que pueda garantizar una buena sobrevida. Y por eso te recomiendo de forma encarecida que no te saltes tu mamografía anual, recibas o no terapia hormonal. Este sigue siendo el estudio de elección para detección temprana de lesiones y aún no existe una alternativa que lo sustituya.

¿Y la ecografía no sirve?

Muchas mujeres le tienen miedo a la mamografía porque les han hecho daño, les ha dolido, les resulta una prueba muy incómoda o han escuchado rumores de que causa cáncer por la radiación que emite. Además, hay personas que se dedican a divulgar disparates en redes sociales que contribuyen a esta confusión.

La cantidad de radiación que emite la mamografía es equivalente a un viaje trasatlántico en avión. Los equipos actuales son seguros; así que no tengas miedo de hacerte tu mamografía, ya que es mayor el beneficio que aporta que el riesgo. La ecografía mamaria es un estudio complementario que nos permite ver en profundidad el tejido mamario, sobre todo si tus mamas son fibroquísticas, pero no las microcalcificaciones, que son signos tempranos que nos pueden ayudar a diagnosticar un problema y, sobre todo, a tratarlo lo antes posible.

¿Qué pruebas son recomendables antes de hacer iniciar una terapia hormonal en la perimenopausia?

Te aconsejo hacer una revisión ginecológica de rutina que incluya citología, ecografía transvaginal, mamografía y ecografía mamaria en algunos casos. Esto permitirá saber que tu útero y ovarios están normales y que no hay ninguna alteración que haya que tratar.

¿Es necesario hacerme una analítica antes de comenzar una terapia hormonal?

La analítica nos puede orientar acerca de muchos parámetros de salud, pero no es un requisito para indicar una terapia hormonal en la perimenopausia. Muchas veces las hormonas presentan niveles normales porque hay muchos cambios, por lo tanto, no son fiables en muchos casos. Ayudan a descartar otros problemas como patologías de tiroides, alteraciones metabólicas, saber si hay inflamación crónica y para hacer ajustes en tus nutrientes, por ejemplo.

«A mí me dijeron que mis hormonas en la analítica estaban normales. Que todavía no tengo que hacer nada y que siga esperando». Esta es una situación muy frecuente que refleja de nuevo la falta de formación en salud hormonal.

Por otro lado, muchas mujeres confían en que los resultados de sus valores hormonales sean la respuesta que necesitan a todo eso que les está afectando a su calidad de vida. Buscan una prueba objetiva, algo que demuestre que no se lo inventan, una especie de test diagnóstico de la perimenopausia. Con gran frecuencia me escriben: «Por favor, ¿puedes ver mis analíticas hormonales para saber lo que me está sucediendo?».

Durante la perimenopausia temprana o inicial, podemos tener ciclos regulares y muchas veces si nos solicitan la analítica en los primeros días de la regla, es posible que los valores de tus hormonas salgan dentro de los rangos normales. Esto no ayuda, lo sé. Por eso siempre os explico que lo más importante es escuchar tus síntomas, porque son el reflejo de las hormonas que te faltan o te sobran. Puede ser que sigas teniendo reglas normales pero tus ovarios produzcan menos progesterona y esta sea la causa de tus síntomas premenstruales, irritabilidad o insomnio. Muchas veces esto no se refleja en tu analítica. Además, puede ser que tengamos menos producción de estrógenos en un ciclo, pero en el siguiente haya demasiados estrógenos con respecto a la progesterona.

Tranquila, aunque parezca confuso, un buen profesional experto o experta en perimenopausia te puede orientar y ayudar, incluso si no tienes la posibilidad de realizarte una analítica hormonal.

En conclusión, en perimenopausia, el valor de una analítica hormonal es limitado. Esto se debe a que hay muchas fluctuaciones.

Sí es posible tener muchos síntomas, pero que tus valores hormonales sean normales, sobre todo en la perimenopausia temprana.

En la fase tardía, cuando ya estamos más cerca de la última regla, sí que es posible que tus analíticas se correspondan con tus síntomas. Vamos a encontrar una FSH (hormona folículoestimulante) elevada y estradiol bajo, pero no hay que esperar a que llegues a esta etapa para creerte, orientarte y validarte.

¿Cuál es la utilidad de la analítica?

Suelo solicitar una analítica a mis pacientes porque es un apoyo diagnóstico para conocer más detalles sobre tu salud: cómo está tu perfil metabólico, si hay inflamación crónica, función renal, hepática, salud tiroidea, vitamina D, vitamina B12, entre otros parámetros. Todo esto nos permite hacer ajustes en tu nutrición, hábitos, indicar suplementos si es necesario, pero no es indispensable para recomendarte iniciar una terapia hormonal.

La analítica hormonal no nos indica si estás en perimenopausia. Tus síntomas, sí.

Si te dicen que tus analíticas están normales y no tienes nada, por favor, consulta una segunda opinión y asegúrate de buscar un experto o experta en perimenopausia.

> Tus síntomas son más importantes que tus analíticas. Escucharte nos dará la información correcta sobre tus necesidades hormonales, qué hormonas te faltan y cuáles no. No pongas toda la carga de tu bienestar sobre los valores que indica tu analítica hormonal.

¿Cómo deberían ser los controles con mi médico?

Cuando inicias una terapia hormonal, las consultas de seguimiento son muy importantes, puesto que muchas veces hay que ajustar dosis, preguntarte cómo te sientes, qué ha mejorado o qué no. Es la gran oportunidad de llegar a ese punto óptimo para que recuperes tu bienestar. Hay mujeres que lo consiguen más rápido que otras, por eso es tan importante respetar tu proceso y despejar tus dudas.

No te saltes la consulta de seguimiento ni intentes encontrar las respuestas que buscas en redes sociales, porque esos son mensajes generales que en nada sustituyen una consulta personalizada.

Cuando recibir terapia hormonal se vuelve una carrera de obstáculos

Muchas de mis pacientes se sienten nadando contra corriente cuando al fin deciden recibir una terapia hormonal. Previamente han investigado, han buscado mucha información, leído, escuchado a expertos y se han formado su propio criterio. Invierten tiempo y dinero en acudir a una consulta especializada y cuando comienzan la terapia se encuentran con amigas que les hacen comentarios del estilo: «¿Y no te da miedo meterte esos químicos en tu cuerpo?», «La perimenopausia es natural, no hay que hacer nada», «Eres muy joven, hormonarte a tu edad no lo veo normal».

Luego, cuando acuden a hacerse revisiones de rutina por parte de médicos sin formación en hormonas, algunas se han encontrado con profesionales que las asustan, alarman, cuestionan sus tratamientos y hasta les aconsejan abandonarlos. Por desgracia es una situación habitual a la que nos enfrentamos: atendemos a mujeres asustadas, llenas de dudas o enfadadas por tener que aguantar situaciones similares. A pesar de que cada vez hay más profesionales formándose y existe un interés creciente por el mundo de las hormonas, todavía queda mucho trabajo por delante. Son demasiados los profesionales desactualizados en esta materia y lo mejor que puedes hacer es abogar por tu salud. Tienes que estar bien informada y no conformarte.

Claves para recibir una terapia hormonal con seguridad

Estas son las recomendaciones que, como experta en perimenopausia y menopausia, aplico con mis pacientes en consulta:

- Elige a un profesional con una formación específica acreditada en menopausia. Solo un 30 por ciento de los ginecólogos han recibido formación sobre esta etapa tan importante. Sin los conocimientos adecuados, no podrás obtener el apoyo que mereces.
- La terapia hormonal no es una opción única para todas las mujeres; asimismo, es una pieza clave que puede cambiar la vida a quien la recibe.
- No todas las terapias hormonales son iguales. Existen muchas formas de presentación y distintas dosis dependiendo de tus síntomas, de tus antecedentes o preferencias.
- Es fundamental que cuides tus hábitos: alimentación, ejercicio físico, descanso, gestión emocional, contacto con la naturaleza y conexión espiritual marcarán la diferencia de tu salud futura. Escoge a profesionales que te ayuden a potenciar estas áreas.
- La terapia adecuada para ti es como un traje a medida. Es importante que comprendas que al principio puede ser necesario realizar ajustes en las dosis. Muchas veces los primeros meses hay que hacer un seguimiento para saber si la terapia es la adecuada y, si no, cambiarla. Acude a tu consulta de seguimiento y comunícate con tu especialista si algo no va bien para que pueda darte otras opciones.
- Asiste a tus revisiones de rutina y realiza tus pruebas como mamografía, ecografía mamaria, citología y ecografía transvaginal. Esto permitirá detectar cualquier problema de forma temprana para poder pautar los ajustes necesarios y te hará posible seguir recibiendo la terapia con tranquilidad.
- La terapia hormonal no es la causa del cáncer de mama, cuyo origen es multifactorial; por lo tanto, la terapia hormonal no hará que aparezcan células tumorales, pero si ya están presentes y damos estrógenos y progesterona a un tumor que sea sensible a estas hor-

monas, entonces las alimentaremos. Por eso te recomiendo que te hagas una mamografía antes de comenzar la terapia hormonal si no tienes una reciente.

- La terapia hormonal en una mujer sana tiene más beneficios que perjuicios; sin embargo, si posees algún factor de riesgo como obesidad, sobrepeso, fumas, bebes alcohol o consumes alguna droga, si duermes poco, si sufres estrés crónico, si comes de manera poco saludable, aprovecha el inicio de la terapia hormonal para disminuir esos factores de riesgo de forma paulatina. De esta manera, no solo harás que la terapia hormonal sea más segura, sino que mejorará considerablemente tu calidad de vida presente y futura.

- Trabajando en los siete elementos de la estrella de la salud —movimiento, nutrición antiinflamatoria, descanso, gestión emocional y relaciones, contacto con naturaleza, conexión espiritual en conjunto con el equilibrio hormonal—, que encontrarás en la ilustración de la página 63, te acercarás a la salud integral en cuerpo, mente y espíritu, y no dejarás todo el peso de tu salud a la terapia, sino que esta será la punta que faltaba para completar tu bienestar.

¿Por qué me ha costado tanto conseguir un profesional que me ayude?

Si eres una de las mujeres que ha tratado de pedir ayuda para mejorar sus síntomas y su calidad de vida en la perimenopausia, o que no sabía lo que le estaba ocurriendo e intentó encontrar respuestas sin lograrlo, te explico por qué esto es tan frecuente.

La ginecología es una especialidad que abarca todas las etapas de la salud femenina, desde la primera regla hasta el final de nuestros días. Otra rama de la medicina que practican las ginecólogas y los ginecólogos es la obstetricia, que se encarga del cuidado de la mujer durante el embarazo, el parto y el posparto, procesos que requieren mucha dedicación. Además, también realizan operaciones complejas como una histerectomía, por ejemplo, o tratan todos los tipos de cáncer ginecológico y las distintas emergencias que pueden poner en peligro la vida de una mujer.

Todo esto lleva horas y horas de formación, entrenamiento en el quirófano, en urgencias y aprender muchos protocolos. A la menopausia, en cambio, en comparación se le dedica muy poco tiempo de formación. Además, a raíz de aquel famoso estudio WHI, con el argumento de que las opciones de las que disponíamos para ayudar a las mujeres a vivir mejor su menopausia eran peligrosas, muchos médicos optaron por quedarse también con los titulares en lugar de seguir investigando para dar opciones a las mujeres y vivir con calidad. Solo unos pocos valientes continuaron el trabajo.

Por otro lado, la falta de investigación acerca del papel de las hormonas en el cerebro femenino ha causado que vivamos de espaldas a muchas de las explicaciones de lo que les ocurre a las mujeres en perimenopausia. Como ya he dicho, se estima que menos del 30 por ciento de los profesionales tienen formación actualizada en menopausia. La mayoría no saben prescribir una terapia hormonal y, cuando lo hacen, no ofrecen las explicaciones adecuadas ni aclaran dudas. Esto causa que las mujeres se vayan peor de la consulta que cuando entraron y, al leer el prospecto que les han dado —que, por cierto, corresponde al estudio WHI—, se sientan confundidas, asustadas y sin saber qué hacer.

Quizá por estas razones te esté costando tanto encontrar a alguien que te entienda, que te escuche y que te ofrezca soluciones a lo que estás viviendo. Por fortuna, no te conformaste y estás aquí para descubrir todo lo que necesitas saber, para poder elegir de qué manera quieres transitar esta etapa de tu vida.

Estoy convencida de que las mujeres bien informadas somos capaces de tomar decisiones adecuadas en salud. Por eso dedico tantas horas a la divulgación. Así, creo que, a raíz de leer este libro, podrías descubrir ese chispazo que te lleve a sentirte validada, a saber que no estás sola, que lo que te ocurre es real. Y sobre todo a hallar soluciones que en un futuro podrían salvarte la vida: prevenir una fractura por osteoporosis, reducir tu riesgo cardiovascular, mejorar tu salud vaginal, evitar padecer una enfermedad mental, recuperar tu vida sexual o comenzar a entrenar la fuerza son algunos ejemplos de lo que han conseguido mis lectoras y pacientes.

¿Cómo elegir un profesional experto en hormonas?

Imagínate que tu casa tiene un problema en los cimientos y necesitas conseguir a un arquitecto especializado en arreglar este tipo de problema. De la manera en la que los reparen dependerá que la casa donde vives siga en pie durante muchos años y no se derrumbe, con todos los consiguientes daños.

Ahora visualiza que el arquitecto que acude a tu casa es experto en cubiertas, pero no tiene experiencia ni formación en el tipo de reparación que necesita tu casa, salvo lo básico que le enseñaron en la facultad. ¿Te conformarías con que sea ese arquitecto el que se encargue de dar solución a tu problema? Estoy segura de que no. Seguirías buscando, pedirías referencias entre conocidos, harías una búsqueda, incluso consultarías a varios expertos antes de tomar una decisión.

Sin darnos cuenta, muchas veces dejamos nuestra salud futura en manos de personas que hacen lo mínimo por mejorarla de raíz, que quizá llevan años sin actualizarse en el tema que nos preocupa, que nos cierran puertas en lugar de abrir nuevas oportunidades.

Aquí lanzo una crítica al sistema. Ya que tal y como funcionan las consultas de ginecología actualmente en muchos países, se dificulta poder ayudar a las mujeres a prevenir problemas de salud futura. Muchas acuden de forma regular a sus revisiones ginecológicas de rutina, pero nunca se les ha explicado el papel de sus hábitos para la salud futura. No se les incentiva a dejar de fumar, no se les explica por qué aparecen sus síntomas ni se les aportan más soluciones. Por fortuna, cada vez hay más profesionales que deciden no conformarse, investigar, seguir formándose, aprender nuevas herramientas, ejercer una medicina con un enfoque más completo, más humano y que ayude a las personas a envejecer de manera saludable. En este sentido, la perimenopausia es un momento crucial para hacer cambios, abordar la salud como un todo y, de este modo, evitar una gran cantidad de problemas futuros que nos enferman. **Realiza, pues, una búsqueda.** Invertimos tiempo en ir a restaurantes, en buscar sitios para visitar, en planificar excursiones o viajes, por ejemplo. ¿Cómo no invertir tiempo y energía en elegir al profesional que nos ayudará a recuperar la vitalidad y a guiarnos en esta etapa? Tantea a expertos en menopausia o perimenopausia con formación universitaria. En España existe un directorio médico en la página de la Asociación Española para el Estudio de la Menopausia (AEEM), donde puedes comprobar si en tu ciudad dispones de alguno de ellos.

Además del factor de formación académica, que es muy importante, existen dos más que son fundamentales a la hora de elegir a una ginecóloga o un ginecólogo para pedir una cita. Estos son:

1) **La confianza que te produzca.** En muchas ocasiones la intuición nos guía, dado que las relaciones humanas dependen de factores que no podemos explicar. Escucha también a tu cuerpo, cómo te sientes cuando estás en la consulta, si te inspira confianza.

2) **Si está alineada o alineado con tu manera de pensar, de vivir la vida, con tus creencias.** Busca profesionales que encajen con tus necesidades. Por ejemplo, si no quieres recibir hormonas y el profesional te dice que en tu caso solo te puede indicar un tratamiento hormonal, entonces deberías consultar una segunda opinión porque estás haciendo algo que no encaja con tus expectativas y con tu manera de vivir.

No te conformes.
No te resignes.
He tenido muchas pacientes que me han demostrado que las mujeres no se quieren resignar, que muchas estáis más informadas que algunos profesionales y que la información de calidad marca la diferencia. Busca a quien te escuche y no ignore tus padeci-

mientos. Nosotros estamos para darte opciones y ayudarte, no para juzgarte ni cuestionarte.

El estudio de la perimenopausia de manera integral requiere tiempo y escucha activa. Las consultas deben ser de una duración mínima de media hora. Es el tiempo mínimo necesario para hacer las preguntas adecuadas sobre tu historia personal, tu estilo de vida, los síntomas que te molestan, conocer tus ideas, escucharte y entablar una relación donde pueda fluir la confianza. En menos de ese tiempo es imposible. Mis consultas nacieron de darme cuenta de que necesitaba más tiempo de escucha activa, hacer más preguntas. Volver a lo que me habían enseñado mis profesores en la universidad.

> Tu historia clínica es fundamental en perimenopausia.

¿Hay opciones para mí si no quiero o no puedo recibir hormonas?
Tenemos muchas opciones no hormonales si tienes una contraindicación que te impide recibir hormonas o si, simplemente, prefieres algo natural.

La fitoterapia es un conjunto de plantas medicinales que empleamos para mejorar muchos de los síntomas que ocurren por falta de hormonas como sofocos, insomnio, irritabilidad, sequedad o dolor, por ejemplo. Su eficacia es menor que la de los tratamientos hormonales, pero puede ser suficiente en tu caso. Muchas veces empleamos combinaciones de varias plantas para potenciar su efecto.

Algunas de las más utilizadas son:

- Lúpulo. Contiene un fitoestrógeno muy potente, la 8-PN o prenilnaringenina. La dosis adecuada son 100 microgramos. Ayuda a aliviar los sofocos, la sudoración, el insomnio y la irritabilidad. No es recomendable si has tenido un cáncer de mama hormonodependiente.

- Cimicífuga racemosa. Reduce los sofocos moderados o leves y mejora el estado de ánimo, según algunos estudios a dosis de 40 miligramos al día. Debes tener precaución si presentas un problema hepático severo.
- Polen citoplasmático. Es una sustancia obtenida de la parte interna del grano de polen. Alivia los sofocos, la irritabilidad o la fatiga. No tiene actividad estrogénica. La dosis es de 160 miligramos al día. Usualmente se combina con melatonina o vitaminas.
- Isoflavonas de soja. Son compuestos vegetales que se parecen a los estrógenos humanos. Se encuentran en leguminosas, como la soja y el trébol rojo. La más potente es la genisteína. Para que sea eficaz se necesitan dosis mayores a 15 miligramos al día. Se utiliza para aliviar sofocos.
- Salvia. Es una planta aromática que ayuda a aliviar la sudoración nocturna, las palpitaciones, los dolores osteomusculares, la depresión, la ansiedad y las alteraciones del sueño. Las dosis efectivas son de 300 a 400 miligramos al día de extracto de salvia.

Consideraciones importantes acerca de la fitoterapia:

- Aunque sean productos naturales, no son inocuos. Pueden tener efectos secundarios, así que mejor consultar con un profesional que conozca tu historia.
- La dosis y la calidad del producto es muy importante para que sea efectivo.
- Hay que ser pacientes y consistentes para ver sus efectos, ya que suelen tardar en promedio unos tres meses.
- Si a los tres meses no notas alivio, consulta y valora la posibilidad de cambiar a otra opción.

Suplementación

¿Necesito suplementarme en la perimenopausia?

Entremos en un tema que despierta pasiones. Cada vez que hablo de suplementación en redes sociales, en conferencias o en reuniones con amigas, no deja de impresionarme la fascinación que produce este mundo. Creo que percibimos los suplementos como algo fácil, inocuo, que nos va a ayudar a estar más saludables, jóvenes, relajadas, etcétera, pero también como una manera de evitar fármacos y, en el caso concreto de la perimenopausia, hormonas. Muchas mujeres temen tanto a las hormonas y a los fármacos que prefieren recurrir a suplementos para mejorar sus síntomas.

En realidad, los suplementos son una pequeña parte de la salud integral. Funcionan como un complemento a nuestro estilo de vida saludable. Pueden potenciar áreas que necesitamos mejorar como, por ejemplo, ayudarnos a rendir mejor en los entrenamientos, mejorar el descanso y la relajación, optimizar nuestra nutrición saludable, aportar nutrientes beneficiosos... Asimismo, debemos recordar que la base sólida de una salud estrella está en el cumplimiento diario de esos hábitos saludables básicos de los que tanto hablo: dormir, entrenar la fuerza, andar muchos pasos o meditar, por ejemplo.

En el mundo de la suplementación existe una variedad enorme de productos. No son efectivos ni válidos para todas. La respuesta siempre está en tus necesidades, tu estilo de vida, tu historia médica, etcétera. Por eso no hay una receta única general.

Doctora, estoy en perimenopausia, ¿qué suplementos tengo que tomarme?

Esta es una duda muy frecuente que me consultan casi a diario. Estamos recibiendo información de forma continua acerca de nuevos suplementos que prometen rejuvenecernos, quemar grasa, hacernos parecer más jóvenes y guapas, casi da la sensación de que, si no estamos tomando ningún suplemento, somos las raras o lo estamos haciendo mal. Muchas de mis pacientes llegan a la consulta con una larga lista de todos los suplementos que se han ido comprando y me preguntan si tiene sentido tomarlos, cuáles son necesarios o no.

Empecemos por entender lo más importante: un suplemento es un complemento al estilo de vida saludable. Nunca es un sustituto de nuestros hábitos saludables. Por eso siempre insisto en que debemos comenzar a construir la salud estrella desde la base para que sea sólida y podamos crear un resultado sostenible. Si vemos la imagen que representa la estrella de la salud, es muy fácil entender que la suplementación, aun siendo de calidad e indicada para nuestras necesidades personales, ocupa una pequeña parte de la punta del equilibrio hormonal. Fíjate en todo el peso que tienen tus hábitos diarios sobre tus resultados de salud.

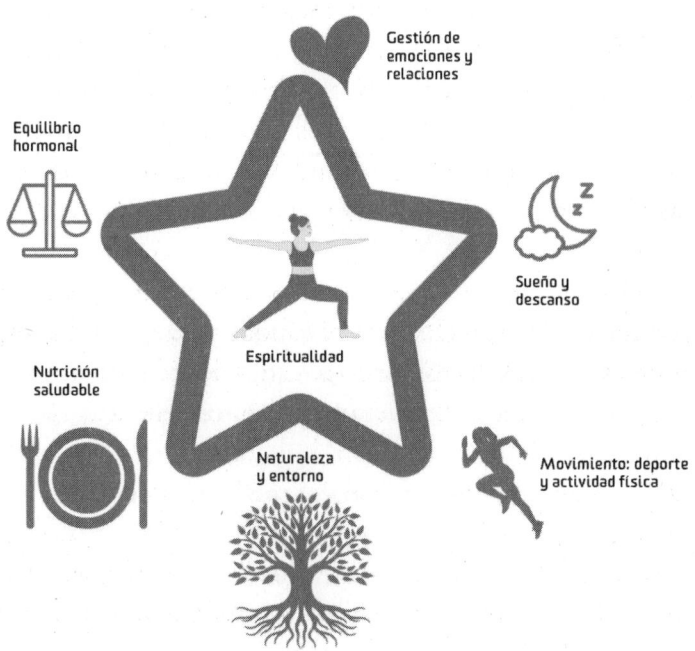

Entonces, es fácil comprender que la suplementación cuando se hace para potenciar nuestro estilo de vida sí puede ayudarnos.

¿Cuándo ayuda la suplementación?

- Si ya tienes una buena higiene de sueño.
- Si haces ejercicio físico con frecuencia, entrenas la fuerza y te mueves cada día.
- Si tienes una nutrición adecuada, equilibrada. Ningún suplemento podrá reemplazar todos los beneficios de una nutrición variada.
- Si a la vez estás cuidando la gestión del estrés, reduciendo la carga mental, cuidando lo que pones en tu agenda y dejando de decir «sí» a todo lo que te proponen.
- Si complementas la suplementación con una consulta médica en caso de tener síntomas de perimenopausia. Con la suplementación podemos ayudar a reducir muchos síntomas; sin embargo, muchas veces necesitamos corregir tus hormonas o usar un fármaco para una mayor efectividad.

**Mis suplementos no me hacen efecto, no noto nada.
¿Por qué puede ser?**
¿Te los tomas cada día a la hora adecuada? Con los suplementos es muy importante ser constantes, porque al ser productos alimenticios, su efecto suele tardar entre uno y tres meses como mínimo para que los notemos. No suelen ser inmediatos.

Con frecuencia me escriben cosas como esta: «Comencé a tomar la melatonina hace tres días y aún no duermo. Llevo una semana con la creatina y todavía no me ayuda a estar más fuerte». «Este colágeno no hace nada, porque ya llevo un mes y aún tengo la piel y el pelo iguales».

Los procesos celulares de nuestro cuerpo son lentos. El ciclo del pelo, por ejemplo, dura alrededor de tres meses. Es muy habitual que, si hacemos un uso ocasional de un producto, se nos olvida o nadie nos ha explicado esto, pensemos que no está haciendo efecto y que no es bueno. Por ende, abandonamos, cambiamos de marca o añadimos dos o tres suplementos más, pero seguimos sin ver resultados.

¿Cuáles son los suplementos que recomiendas en la perimenopausia?
No hay una receta universal ni una recomendación única para todas las mujeres, porque tenemos necesidades e historias diferentes; podemos tener rutinas, alimentación, entrenamientos distintos…, por eso es tan importante que sea un profesional de la salud que conozca nuestro caso quien nos indique o revise la suplementación que estamos tomando, especialmente si, además, tomamos medicamentos, terapia hormonal o tenemos alguna necesidad especial.

Como comento en *No soy yo… son mis hormonas* junto con Patri Psicóloga, lo ideal es que recibas suplementación adecuada a tu caso y que entiendas que estas líneas no son una invitación a que salgas corriendo a comprar los suplementos que aquí menciono, sino que estés bien informada por una profesional con formación que se ha dedicado a este mundo y que se mantiene constantemente actualizada, como yo, que estudio, hago cursos de formación continua y experimento también como mujer en perimenopausia.

Hay un grupo de suplementos a los que Patri y yo llamamos «el fondo de armario de la suplementación», que son aquellos que tienen más respaldo científico y de los que podemos beneficiarnos muchas mujeres en perimenopausia. Son susceptibles de aportar beneficios para la salud de cuerpo y mente. Suelen ser seguros si vienen de marcas fiables y pueden ayudar a prevenir todas esas cosas que queremos evitar en esta etapa de transición hormonal.

Vitamina D

La mal llamada vitamina D cumple funciones más de hormona que de vitamina. Es clave para numerosas funciones de nuestro cuerpo y, aunque pensemos que deberíamos estar bien servidos porque en España hay mucho sol, los estudios indican que la mayor parte de la población tiene déficit de vitamina D.

¿Por qué ocurre esto? Con frecuencia explico que nuestra forma de vivir en la actualidad tiene muchos beneficios, ya que hemos logrado sobrevivir a numerosos peligros que antiguamente nos mataban, vivimos en entornos seguros (por supuesto hablo de los países en que gozamos de estos privilegios), tenemos comida disponible sin hacer esfuerzo alguno, no pasamos exceso de frío ni de calor, hay hospitales a donde acudir si necesitamos atención de urgencia, disponemos de vacunas que previenen muchas enfermedades que antes nos mataban, hemos logrado disminuir la mortalidad materno-fetal y nuestra esperanza de vida se sitúa alrededor de los 85 años para la mujer española —se prevé que seguirá subiendo—. Sin embargo, todas estas ventajas del desarrollo y del estilo de vida actual se acompañan de otros inconvenientes que pueden afectar a nuestra salud. Por eso debemos conocerlos para saber cómo afrontarlos y mejorarlos. Por ejemplo, el exceso de comida disponible nos enferma, como también pasar demasiadas horas sentadas trabajando frente a ordenadores y en espacios cerrados, movernos poco, tener menos contacto social en persona… Son todos factores relativamente nuevos y que pueden afectar a la salud tanto física como mental.

Pasar horas en ambientes cerrados dificulta la formación de vitamina D al exponernos menos al sol. Además, la contaminación ambiental, el uso de ropa o el porcentaje de grasa son factores que también pueden influir en nuestros valores de vitamina D.

Aunque pudiéramos exponernos cada día al sol durante los minutos necesarios según la época del año, hay lugares donde la incidencia de los rayos solares no permite la síntesis de vitamina D. Es el caso de los países nórdicos, que lo tienen claro y se suplementan para prevenir los problemas que puede ocasionar esta situación. Por otro lado, si pudiéramos tomar el sol cada día, esta exposición también podría aumentar el riesgo de manchas solares, arrugas e incluso provocar cáncer de piel.

Todo esto deja claro que la suplementación con vitamina D en dosis que nos permita alcanzar valores óptimos en sangre tiene muchos más beneficios que riesgos. En mujeres en perimenopausia o menopausia es fundamental tener valores óptimos de vitamina D para absorber de modo correcto todo el calcio proveniente de los alimentos y evitar que nuestros huesos se debiliten con el paso del tiempo. Además, la vitamina D desempeña un papel fundamental en nuestro sistema inmune. Esto es muy importante si tienes problemas autoinmunes como hipotiroidismo, artritis o cualquier otra enfermedad inmunológica. La vitamina D también actúa sobre el sistema nervioso central regulando el sueño. Además, ejerce una función importante en la regulación de la inflamación.

Lo ideal es medir tus niveles de vitamina D cada cierto tiempo para ajustar la suplementación que recibes, a veces hay que subir o bajar la dosis. Una dosis ideal suele ser de 2.000 UI (unidades internacionales), lo cual equivale a 50 microgramos de vitamina D3 combinada con vitamina K2. La dosis suele ser de 100 microgramos. En algunos casos se pueden tomar 1.000 UI o 4.000 UI si fuera necesario para subir los valores porque están muy bajos.

¿Por qué se le añade vitamina K2?

La vitamina K2 participa en el metabolismo del calcio, la calcificación ósea y favorece que ese calcio que se absorbe vaya a tus huesos en lugar de a las paredes de las arterias, donde no nos conviene que se quede.

¿Cómo y cuándo tomar la vitamina D?

Lo ideal es hacerlo por la mañana con el desayuno, acompañada de una comida rica en grasa, ya que mejorará su absorción al ser una vitamina liposoluble. En el caso de las formas liposomadas su absorción es mejor.

¿Cuál prefieres, la que se ingiere cada mes, quincenal o la toma diaria?

Como siempre les explico a mis pacientes, imagínate que tomas el sol cada día para fijar la vitamina D. Si consumes la cápsula cada mañana es lo más parecido a «tomar el sol». Además de esta forma fácil de entenderlo, existen muchos estudios que respaldan la toma de colecalciferol —la vitamina D3— diario en lugar de calcitriol a través de cargas más altas.

Esta otra forma de administración tiene sentido quizá en personas mayores que les sea más sencillo, pero no te lo recomiendo como primera opción de acuerdo con la evidencia de la que disponemos en la actualidad.

¿Qué efectos secundarios puede tener la vitamina D?

Solo si se toma en exceso puede ser perjudicial. Al ser liposoluble se acumula en la grasa. Puede aumentar el calcio en sangre a dosis tóxicas, pero para esto tendríamos que tomar unas dosis muy altas. Las cápsulas de las que solemos disponer entre 1.000 y 5.000 unidades son seguras, aunque mi recomendación es que no te tomes dosis de 5.000 o más a ciegas, sin haber medido los niveles de vitamina D para que vayas con tranquilidad.

«Me sentía supercansada y no entendía por qué. Fue comenzar a tomar la vitamina D y mejoró mi energía». A veces es tan sencillo como estas palabras que me dijo una estrella. Es una demostración de que no debes conformarte, debes conectar con tu cuerpo porque todo el tiempo está intentando comunicarse con nosotras para decirnos lo que necesita. Escuchemos esos mensajes y pasemos a la acción.

Creatina

La creatina es definitivamente uno de los suplementos estrella si hablamos de salud integral. A pesar de que puede parecer algo nuevo para ti, hace años que se emplea con excelentes beneficios.

Es un compuesto natural formado por tres aminoácidos (arginina, glicina y metionina) que el cuerpo produce en el hígado, los riñones y el páncreas. Se almacena principalmente en los músculos y en menor medida en el cerebro. También se obtiene en pequeñas cantidades a través de alimentos como carne roja y pescado. Su forma activa, la **fosfocreatina**, actúa como una reserva de energía rápida que permite regenerar ATP (adenosín trifosfato), la «moneda energética» de nuestras células.

De hecho, es el suplemento más estudiado y del que disponemos mayor evidencia científica. Así que si hay alguno que puedes tomar con tranquilidad es la creatina. Yo me suplemento con creatina desde hace algún tiempo y noto una gran diferencia en la energía que tengo en mis entrenamientos, el foco y la claridad mental. Como nota curiosa, estas páginas se escribieron entre café, chocolate negro, mucha agua, ejercicio físico y mi dosis diaria de creatina.

¿Cómo puede ayudarme la creatina?

Puede aumentar la energía en tus músculos, estabilizar los niveles de energía en las neuronas, ayudar con la memoria, la concentración y reducir la niebla mental. A su vez mejora la salud ósea al optimizar el trabajo de fuerza.

Estos beneficios son particularmente importantes durante la perimenopausia, fase en la que solemos experimentar cansancio, niebla mental, dificultad para formar masa muscular y queremos prevenir problemas de salud futura tanto óseos como metabólicos.

**¿Cómo se toma y cómo saber si mi suplemento
es de buena calidad?**

La creatina suele presentarse en forma de polvo y algunas veces en cápsulas para quien la prefiera así. El compuesto es monohidrato de creatina, que es su forma más pura y debe llevar el sello de calidad Creapure®. Esto indica que el producto tiene un porcentaje cercano al cien por cien de creatina y no está mezclado con otros aditivos.

La mayoría de las marcas trae una medida que corresponde a 5 gramos, y la dosis habitual es entre 3 y 5 gramos. La puedes diluir en una bebida: agua, una infusión, un batido de proteínas, un zumo o lo que prefieras.

Lo ideal es que la tomes cada día, entrenes o no, y que trates de automatizar el hábito para que no se te olvide, ya que, al igual que en el caso de la mayoría de los suplementos, lo más importante para que veas resultados es la constancia con el cumplimiento diario.

La creatina funciona por acumulación, así que, cuando la tomas de manera regular, se llenan los depósitos de fosfocreatina en tus músculos y en las neuronas. Esto ayuda a que se genere más energía y sus efectos sean visibles.

¿Cómo saber si está funcionando?

Deberías notar mejor rendimiento en el ejercicio que realices, que disminuye la niebla mental, mejor concentración o más energía para tus actividades diarias.

¿Tengo que hacer descansos?

No es necesario. Así como te digo que tampoco pasa nada si una temporada te vas de vacaciones y no te la llevas al viaje, o se te olvida algún día. En general es un suplemento muy seguro que cualquier mujer sana podría tomar sin problemas.

¿Para quiénes es recomendable la creatinina?

* Si eres vegana o vegetariana, ya que es difícil obtener tus requerimientos mínimos de creatina.
* Si tienes osteopenia, osteoporosis o quieres cuidar de tus huesos.
* Si presentas pérdida de fuerza, fatiga o quieres mejorar tu composición corporal.
* Si quieres ganar masa muscular.
* Si tienes niebla mental, olvidos o te cuesta concentrarte, en especial si no quieres o no puedes recibir terapia hormonal.

Circulan muchos mitos alrededor de la creatina por redes sociales. Los más frecuentes son:

—«La creatina daña los riñones»: falso. Existe una confusión y aún muchos médicos que no están actualizados en suplementación siguen difundiendo esta información errónea. Te lo explico: la creatina se metaboliza a creatinina, que es una sustancia que también se utiliza para medir tu función renal. Entonces, cuando estás tomando creatina es posible que, si te haces un análisis de sangre, te salga la creatina un poco por encima del rango normal, pero esto no significa que te esté dañando los riñones.

Si la dejas de tomar dos semanas antes de la analítica, la creatinina te saldrá normal. Así que, si no quieres dar explicaciones a tu médico, simplemente puedes optar por dejar la creatina dos semanas antes de la analítica de control. Si, por el contrario, tu médico está actualizado en suplementos y medicina de estilo de vida, lo más seguro es que te anime a que la sigas consumiendo.

—«La creatina provoca caída de pelo»: falso. Este mito proviene de un estudio que se realizó en jugadores de rugby donde, además, se administraron cantidades superiores a la dosis recomendada. No obstante, fue un estudio muy pequeño que no tiene impacto desde el punto de vista estadístico para tomarlo como cierto. Además, disponemos de muchos metaanálisis más grandes y recientes que no observan este efecto.

Durante la perimenopausia es bastante común la caída de pelo por diversas causas: anemia o cambios hormonales; también puede coincidir con problemas de tiroides o incluso estrés. Es importante descartar todas estas causas antes de atribuirle a la creatina un incremento de la caída de pelo, porque no existe ninguna explicación científica para que la cause.

—«La creatina engorda y me hincha»: falso. Lo que puede ocurrir, sobre todo durante las primeras semanas, es que la creatina arrastre agua al interior de la célula muscular para que esta pueda generar energía. Esta «hinchazón» es intracelular, no es la misma que la retención de líquidos causada por desequilibrios hormonales o en los electrolitos. Si llega a suceder, suele ser temporal. La creatina en sí no hará que subas de peso, sino que te ayudará a ganar masa muscular y esto a veces se traduce en que no bajas de peso —que ya sé que es lo que tú quieres—, pero a la larga te ayudará a perder grasa, que es lo que te hará estar más sana.

¿En qué casos hay que tener precaución?
Por supuesto, si padeces alguna enfermedad, sobre todo renal o hepática, si recibes medicamentos o tienes alguna sensibilidad especial a los suplementos, lo aconsejable es hablarlo con tu profesional de confianza para que decidáis juntos si en tu caso te puedes beneficiar de la toma de creatina.

Magnesio

Este mineral participa al menos en trescientas funciones celulares. Es muy importante para el funcionamiento óptimo de nuestro cuerpo. Por eso es posible que hayas oído hablar de él con muchísima frecuencia. Quizá ya lo estés tomando porque alguien te lo recomendó.

En realidad, el magnesio es un mineral esencial para el correcto funcionamiento de músculos, nervios y corazón. Está presente en muchos alimentos, entre ellos, vegetales de hojas verdes oscuras, como las espinacas y las acelgas; legumbres, como los garbanzos, y frutos secos como las almendras y las nueces. Asimismo, contienen magnesio las semillas, los cereales integrales, el plátano, el aguacate y el chocolate negro, entre otros.

Aunque si llevas una alimentación equilibrada deberías recibir un aporte correcto de magnesio, durante la perimenopausia, tomar un suplemento de este mineral puede ayudarte a aliviar algunos síntomas frecuentes —la fatiga, los trastornos de sueño, la ansiedad, la dificultad para gestionar el estrés, por ejemplo— y favorecer el descanso y la recuperación.

Además, el magnesio participa en la relajación muscular, en la regulación del sistema nervioso y también es crucial para el metabolismo del calcio y para cuidar la salud de tus huesos.

Existen distintos tipos de magnesio, como el bisglicinato, el treonato, el malato, el citrato y el óxido. Varían en cuanto a su absorción y biodisponibilidad. El bisglicinato es uno de los más estudiados por tener múltiples beneficios y buena absorción. Algunos suplementos combinan varios tipos de magnesio. Lo ideal es que la elección la hagas acompañada de un profesional que conozca tus necesidades.

En general, los suplementos de magnesio suelen ser seguros. Si tomas varios fármacos o tienes algún problema renal, debes consultarlo con tu médico antes de ingerir magnesio.

Existe una amplia variedad de suplementos que se promocionan proclamando que aportan distintos beneficios en la perimenopausia. El alcance de este libro no me permitirá hablar de todos. Como norma general en materia de suplementación ten en cuenta lo siguiente:

- Cuando compres un suplemento debes tener claro para qué te lo estás tomando, cuál es tu objetivo de salud.
- Tomar más suplementos no es garantía de mejor resultado. Si estás tomando veinte suplementos y sigues con síntomas, probablemente debas consultar con un experto para que te ofrezca opciones más efectivas.
- La calidad y la dosis son muy importantes para que un suplemento sea efectivo. Investiga y busca marcas de confianza.
- Que un producto sea natural no significa que sea inocuo. Si tomas fármacos y tienes alguna enfermedad, siempre consulta con tu médico antes de comenzar a tomar cualquier suplemento.

Colágeno

«El colágeno no sirve para nada, el cuerpo no sabe qué hacer con él. Estás tirando tu dinero a la basura». Esta expresión es tan común y repetida como que las hormonas producen cáncer. Por lo general provienen de personas que no han analizado datos, no argumentan, no muestran estudios, no individualizan: tan solo afirman categóricamente y sentencian.

¿Por qué el colágeno importa?
El colágeno es la proteína más abundante de nuestro cuerpo. Representa un 30 por ciento del total de las proteínas que forman nuestros tejidos: articulaciones, tendones, piel, ligamentos, tejido conectivo, huesos, paredes de las arterias… El colágeno está por todas partes.

A medida que cumplimos años, nuestra producción de colágeno disminuye naturalmente. Lo sintetizamos menos. Este es uno de los motivos por los que nuestra piel cambia con el paso de los años, adelgaza y pierde firmeza. No a todas las mujeres nos cambia de la misma manera, ya que hay muchos factores que pueden influir: nuestra genética es importante, pero también la alimentación que llevamos, las horas de sueño, el ejercicio físico, la exposición a la luz solar, la contaminación o el contacto con naturaleza, si sufrimos alguna enfermedad, si tenemos estrés psicológico o exceso de trabajo.

Un factor sumamente importante que afecta a la formación de colágeno son los estrógenos que estimulan la producción de estas proteínas en unas células especializadas llamadas fibroblastos. En cuanto empieza a disminuir la producción de estrógenos, también perdemos colágeno con mayor rapidez. En los dos primeros años después de la menopausia perdemos un 30 por ciento de él. Es un cambio bastante marcado y la mayoría de las mujeres se quejan de que su piel se vuelve más flácida, que el cabello se hace más fino y quebradizo, que aparecen nuevas arrugas, etcétera, y todo esto es algo que nos inquieta y preocupa bastante.

¿Qué podemos hacer para favorecer la producción de colágeno?

Tomar un suplemento es tan solo una del conjunto de herramientas que pueden ayudarnos a cuidar el colágeno. Asimismo, disponemos de estudios que avalan sus beneficios sobre la piel, el cabello y las articulaciones.

Por supuesto, los beneficios dependen de la calidad del suplemento. Lo ideal es que se trate de péptidos de colágeno hidrolizado, dado que estos sí se absorben en el intestino. Los péptidos pueden ayudar a estimular la producción de colágeno en el fibroblasto, en conjunto con los hábitos saludables.

Hábitos formadores de colágeno versus hábitos destructores de colágeno

Ayudan a la formación de colágeno:

- Incluir proteínas dentro de tu alimentación diaria, especialmente fuentes de lisina y prolina, como huevos, carnes. El caldo de huesos es una buena fuente de colágeno.
- Ciertos nutrientes que actúan de cofactores en la formación de colágeno como la vitamina C; antioxidantes naturales, como la cúrcuma y el té verde, y fuentes de omega-3 que ayudan a disminuir la inflamación.
- Dormir un promedio de siete a ocho horas.
- Entrenar la fuerza.
- Hidratarte de forma adecuada.

Destruyen el colágeno:

- Fumar: los tóxicos presentes en el tabaco degradan el colágeno y aceleran su destrucción.
- Radiación solar excesiva.
- Azúcar y ultraprocesados en exceso que producen glicación.
- Dormir poco.
- Estrés crónico.
- Beber alcohol.
- Alimentación pobre en proteínas y nutrientes como zinc, vitamina C y magnesio.

Te hablaré de otros suplementos que pueden ser útiles en los distintos capítulos del libro.

Ácidos grasos omega-3

Son grasas poliinsaturadas esenciales que el cuerpo necesita para múltiples funciones, pero que no puede producir por sí mismo, por lo que hay obtenerlos de la alimentación. Los principales tipos son el ácido alfa-linolénico (ALA), el ácido eicosapentaenoico (EPA) y el ácido docosahexaenoico (DHA). Se encuentran en pescados grasos como el salmón, la caballa, el atún o las sardinas, así como en las nueces, las semillas de lino y la chía.

Solemos obtener cantidades adecuadas de omega-3 si incluimos estos alimentos con frecuencia. Adicionalmente puedes tomarlos en forma de suplementos si tu índice de omega-3 es bajo (es una analítica que podemos hacer en el laboratorio). En ese caso es recomendable tomar un suplemento de omega-3, ya que estos ácidos grasos son antiinflamatorios. Ya hemos visto que la disminución de nuestras hormonas aumenta la inflamación y esto puede generar muchos problemas, por eso es tan importante que tu consumo de omega-3 sea adecuado, para equilibrar esa balanza hacia la antiinflamación y cuidar la salud cardiovascular, metabólica, así como la función cerebral.

Las dosis diaria recomendada puede variar según tus necesidades. Se sugieren entre 250 y 500 miligramos de EPA y DHA al día.

Si tomas un suplemento de omega-3, es importante que lleve un sello de calidad como el IFOS que garantice su pureza, calidad y seguridad, y la ausencia de metales pesados como mercurio y plomo.

Te recomiendo tomar el suplemento de omega-3 con la cena y, por supuesto, como cualquier otro suplemento que decidas comenzar a tomar, consúltalo con un profesional como tu médico o nutricionista que conozca tu historia y haga un seguimiento.

Cuando fue a la consulta, a Juana le dieron la misma respuesta que le dieron a miles de mujeres: «Todavía eres demasiado joven para esto». Tenía 47 años cuando acudió, pero ya llevaba un par notando cambios que había aprendido a tolerar, siempre pensando que eran su culpa, que no se esforzaba lo suficiente con sus entrenamientos, que quizá debería ser más estricta, que un buen détox o irse a un retiro la ayudarían a sentirse bien de nuevo; en definitiva, aplicando el patrón de autoexigencia y la sensación de culpa por no ser lo bastante capaz de recuperar su bienestar por sí misma.

Seguía teniendo ciclos, pero alguna vez eran irregulares; sus síntomas premenstruales habían empeorado, y en esos momentos se acompañaban de mucho malestar emocional.

Esos días siento que no soy capaz de hacer bien mi trabajo, rindo menos, me cuesta concentrarme y se me olvidan las cosas. Hay jornadas en las que todo me cuesta, no tengo ganas de nada. Yo antes era una persona con mucha determinación, con ganas de comerme el mundo y de hacer planes, y ahora todo eso ha cambiado. Hay días en los que no me identifico con la persona que soy, no quiero seguir así.

No pude expresar nada de eso en la consulta porque me trataron como si me inventara todas esas cosas o como si fuera una exagerada. Vieron mis analíticas, me dijeron que estaba perfecta y me enviaron a casa… hasta el próximo año.

Me sentí tan impotente que empecé a pensar en qué podía hacer por mí misma para salir de ese estado de sopor en el que me sentía atrapada… Era una persona sin energía, sin ganas, sin ilusión y sin respuestas.

Empecé a buscar información en internet y descubrí un pódcast tuyo que me lanzó un salvavidas: el que hiciste con el doctor Borja Bandera, un endocrinólogo con una visión integral de la salud, autor también de libro *Que los hábitos sean tu medicina*, que ya me había leído, y me ayudó a iniciar mi camino de bienestar.

Allí te escuché y encontré muchas respuestas que llevaba tiempo buscando. Descubrí algo que a partir de ese momento transformó mi vida:

El mejor test diagnóstico en perimenopausia es escuchar a las mujeres; no tienes que esperar a que pase un año sin tener la regla. Solo hay que creer lo que nos cuentan y darles herramientas para optimizar su salud hormonal.

Tuvimos una consulta online. Cuánto agradezco que la tecnología nos brinde estas oportunidades. Sentí que una puerta se abría y elegí empezar una terapia hormonal de la perimenopausia después de escuchar las explicaciones completas, poner en una balanza los pros y los contras, saber qué esperar y cómo ayudarme con mis hábitos para que el resultado fuera óptimo.

En mi caso fue un antes y un después. Mi estado de ánimo se estabilizó significativamente, volvieron mis ganas de entrenar, se fueron esos dolores articulares tan molestos y mejoró mi vida sexual. Sentí que volvía a ser yo, la de antes, la que tanto echaba de menos.

Muchas de mis amigas me decían cosas que a veces me hacían dudar. «Ten cuidado, eso da cáncer», «Conozco a una chica que engordó», «Lo mejor es lo natural», «Aguantarse es más seguro» y frases que con certeza seguiré escuchando, pero que ya no tienen el impacto que solían tener en mí.

Ahora me siento segura de lo que estoy haciendo, del camino que he elegido para vivir mis próximas décadas y estoy muy agradecida por todos esos profesionales que dedican horas de su vida a investigar, a realizar estudios, informarnos, divulgar y oponerse a un sistema reactivo que solo trata la enfermedad y que dificulta a las mujeres vivir con fuerza y vitalidad.

Querida lectora estrella: espero que la historia inspiradora de Juana te anime a no conformarte, a entender que el camino puede ser a veces largo y tortuoso, que algunas veces resulta difícil encontrar al profesional correcto. Con todo, actualmente tenemos una ventaja increíble con la que ni soñaban nuestras abuelas: podemos acceder a información de calidad, a profesionales que actúan con rigor y a un mundo de posibilidades. Usa eso a tu favor y no esperes a que sea el sistema el que te devuelva tu estado de bienestar y salud integral. Aboga por ti.

Capítulo 3

Tengo miedo a engordar, no reconozco mi cuerpo

Tu oportunidad para optimizar tu metabolismo
y tu salud: inclina la balanza de la inflamación
a tu favor

Leonor llegó a mi consulta con la misma preocupación que tenían cientos de mujeres: «Estoy engordando. No reconozco mi cuerpo. Como lo mismo. No he cambiado nada. No entiendo qué me pasa y no logro controlar esta situación que tanto me preocupa».

Confieso que escuchar y acompañar a tantas mujeres que atraviesan la misma dificultad ha sido uno de los chispazos que me conectó con mi propósito personal. Para las mujeres es demasiado retador sentir que hemos perdido el control de nuestro cuerpo. No reconocernos en el espejo. Observar cómo cambian nuestros contornos mientras nos esforzamos en seguir hábitos saludables, entrenar y buscar ayudas de todo tipo sin ver los resultados.

Además, muchas veces recibimos respuestas que empeoran el malestar y nos hacen sentir que nuestras preocupaciones son banales, superficiales o no tienen mayor importancia. Expresiones como «Es que el cuerpo nos cambia», «A tu edad, ¿qué quieres?», «Come menos y muévete más»… Es lo de toda la vida, que pone en duda a las mujeres y minimiza sus inquietudes, sin dar ninguna explicación ni solución desde el punto de vista profesional. Y lo más crítico es que, despreciando tu preocupación, empeora tu malestar.

> La perimenopausia puede favorecer un cambio de composición corporal que aumenta el riesgo de muchos problemas de salud. No es tan solo un problema estético, tampoco debe ser considerado superficial.

Este aumento de grasa, además, se combina con la pérdida de masa muscular propia de la edad. Por eso trabajar la fuerza no es opcional ni en este ni en ningún periodo vital de la mujer.

Si te ha salido una barriguita que «no es tuya», que nunca has tenido y que te cuesta mucho trabajo eliminarla, vayamos con calma. Tómala como un aviso de tu cuerpo y confía en potenciar tu estilo de vida.

¿Cómo? Ya me he quitado de todo

¿Sabías que durante la perimenopausia podemos desarrollar trastornos de conducta alimentaria (TCA)? Es un momento de la vida donde vuelve a haber mucha presión por los cambios que experimenta el cuerpo, sumado a un bombardeo continuo en redes sociales y distintos medios que nos hablan del cuerpo que deberíamos tener, de cómo alcanzar resultados rápidos, mágicos, de cómo parecerte a tal persona, cómo tener el cuerpo de alguien, etcétera, y esa comparación continua puede volver a pulsar el botón de un antiguo TCA.

Además, el apetito puede cambiar: podemos tener más dificultad para regularlo, sobre todo si no descansamos bien, si tenemos malestar emocional o ansiedad. La falta de estrógenos puede hacer que nos dé más hambre. Es importante que entiendas esto porque muchas de mis pacientes se sienten muy culpables por comer más o no poder detener el impulso de comer ciertas cosas. Puede ser que tengas antojos de dulce, sobre todo por la tarde. Con todos esos cambios, regulamos peor las glicemias. Eso te puede dar hambre y el típico bajón de la tarde.

Saberlo te ayudará a afrontarlo de la mejor manera. A mis pacientes les explico que tengan en casa ciertos alimentos nutritivos y sabrosos para estos momentos. Mujer informada y preparada vale por dos.

Tres mensajes para recordar:

- Una alimentación saludable incluye de todo, sin alimentos prohibidos.
- Las dietas restrictivas no sirven para nada.
- Pasar hambre en la perimenopausia no te ayudará a estar sana.

Si hay un mensaje que me gustaría que te llevaras de este libro es: por favor, no hagas dietas extremas. Hazme caso, de verdad. Durante todos mis años de experiencia, no solo como profesional sino también como mujer, he visto a tantas mujeres a mi alrededor luchar contra sus cuerpos, maltratarlos, sentir vergüenza al mostrarlos, llegar incluso a odiarlos debido a todos esos mensajes tan dañinos que hemos recibido desde pequeñas, que no puedo por menos que repetir este mensaje todas las veces que sea posible.

Si alguna vez hiciste una dieta de esas extremas de comer cuatro cosas —como la de la alcachofa—, dietas líquidas, dietas détox o cualquier otra cosa por el estilo, seguro estarás de acuerdo conmigo en que eso no es sostenible ni bueno para la salud física ni mental.

Durante la perimenopausia muchas mujeres se desesperan al ver su cuerpo cambiar de forma. Es muy inquietante sentir que estás haciendo más o menos lo mismo de siempre, que practicas ejercicio, entrenas fuerza y comes una dieta saludable, pero el cuerpo no parece responderte como antes. Esto puede llevarte a aplicar medidas desesperadas, buscar atajos o «milagros». Lo primero que piensas es: «Dejo de comer», «No cenaré», «Me sirvo menos porciones», «Alargo los entrenamientos, más cardio...», «Me lo prohíbo todo». Por más lógico que pueda parecer, esto empeorará el problema y afectará a tu salud a largo plazo.

Si estás ganando grasa abdominal, si sientes que te cuesta mucho más aumentar la masa muscular, si sientes más antojos de cosas que antes no comías o simplemente que el cuerpo no te responde, te voy a decir varias cosas que necesitas escuchar y recordar con frecuencia:

No es tu culpa. No te falta fuerza de voluntad ni te esfuerzas poco.

Tus hormonas están cambiando. Al tener menos estrógenos, progesterona y testosterona, la composición corporal tiende a cambiar. Almacenamos más grasa en la zona del abdomen, lo cual nos lleva a perder cintura y tener esa barriguita que no sabemos de dónde salió. A su vez, tendemos a perder masa muscular o a que nos cueste más ganar músculo con los mismos entrenamientos que ya realizábamos.

Calma. Respira y vamos por el camino lento. La vida te necesita sana en cuerpo, mente y espíritu. Descarta cualquier solución «mágica» que te hayan ofrecido. Tus prioridades son claras: tener salud, prevenir enfermedades y encontrarte a gusto con tu cuerpo.

Claro que es posible perder grasa y ganar masa muscular. Solo necesitas encontrar tu equilibrio, las rutinas que a ti te funcionen y, sobre todo, mantener una mente en calma. La buena noticia es que los hábitos más sencillos, básicos y obvios son los que más te van a ayudar. La mayoría de las mujeres se desesperan y abandonan al poco tiempo de comenzar porque no ven resultados rápidos; por eso, tus mayores aliadas serán la paciencia y la confianza.

Las medidas extremas no suelen ser sostenibles. Tu cuerpo necesita nutrientes para funcionar bien, amarlo, cuidarlo desde la admiración y el cariño.

Nutrientes claves en la perimenopausia

Muchas veces me preguntan qué se debe dejar de comer o qué se ha de quitar. Recuerda que, donde ponemos el foco, ponemos nuestra energía. Te invito a ponerlo en todos esos nutrientes que sí nos ayudan a tener salud, fuerza y plenitud. De esta manera nos enfocamos en elegir lo que suma en lugar de limitarnos. En un estilo de vida equilibrado hay lugar para todo. Si la mayor parte del tiempo comes de forma saludable, no hay problema si incluyes alguna comida poco saludable de vez en cuando.

Asegúrate de incluir los siguientes nutrientes cada día:

- **Proteínas.** Incluir fuentes de proteínas en cada comida nos ayudará a estar más saciadas, a apoyar nuestro metabolismo y a construir músculos y huesos. Deberíamos comer alrededor de 30 a 40 gramos de proteínas por comida.
- **Fibra.** Es un nutriente indispensable para la salud, tanto intestinal como cardiovascular y metabólica. Durante la perimenopausia y la menopausia se recomienda ingerir cada día aproximadamente de 25 a 30 gramos de fibra con los alimentos.
- **Grasas saludables.** Sobre todo aceite de oliva virgen extra, pescados grasos, frutos secos, aguacate y semillas.
- **Carbohidratos de absorción lenta.** Son fuente de energía, minerales, vitaminas y fibra. Entre los que aportan más nutrientes están el boniato, los cereales integrales, la yuca o la patata.
- **Especias.** La cúrcuma, la pimienta, la canela y el jengibre, entre otras, son antiinflamatorias y favorecen la salud intestinal.
- **Hierbas aromáticas.** El cilantro, el perejil, el romero, la menta, el eneldo, el orégano, la albahaca y la salvia tienen propiedades medicinales, además de vitaminas y minerales.
- **Alimentos fermentados.** Son casi una medicina para el intestino: el kéfir, la kombucha, el chucrut, el miso, el tempeh.
- **Semillas.** Muy ricas en nutrientes. Podemos incluir las de lino, sésamo, chía, cáñamo y calabaza, entre otras.

- **Bebidas.** Agua para hidratarte, café, té verde e infusiones.
- **Para comer muy de vez en cuando.** Azúcares —deberíamos tomar menos de 25 gramos al día—, harinas refinadas, ultraprocesados y fritos, responsables de muchos problemas de salud.

Cada vez tolero peor el alcohol

Seguramente te haya sucedido: si antes bebías alguna copa esporádica, ahora notas que son más las molestias que te causa en comparación con lo que disfrutas. Al ser un tóxico, el alcohol tiene que metabolizarse en el hígado para eliminarse. En este proceso nos roba agua y vitaminas del grupo B. Además, aumenta la grasa corporal y todos los síntomas derivados de la falta de hormonas: más sofocos, más insomnio, más niebla mental, más inflamación y más riesgo de cáncer, en especial el de mama.

En la perimenopausia parece que nuestro cuerpo, que es tan sabio, nos hace una invitación firme a cambiar nuestra relación con el alcohol.

Si años atrás lo bebíamos casi sin pensar, ahora tenemos la oportunidad de elegir en qué ocasión realmente vamos a disfrutar de una copa u optar por dejar de beber alcohol. Hacer elecciones que nos acerquen al bienestar también nos ayuda a sentirnos más fuertes.

Comparto estos tres mensajes relacionados con la planificación de tu alimentación:

- Planifica tus menús semanales.
- No lo compliques, a más fácil, más sostenible.
- La comida tiene que estar sabrosa.

¿Por qué las digestiones cambian?

Las hormonas regulan nuestra microbiota en todo el cuerpo. En el intestino, cuando caen los estrógenos, lo hacen también unas bacterias beneficiosas. Este cambio puede causarte digestiones más pesadas, hinchazón abdominal, cambios en tu ritmo de evacuación o que te aparezca alguna intolerancia. Por lo general, estos síntomas mejoran con un enfoque integral de estilo de vida. En algunas pacientes podemos indicar probióticos si es necesario.

«Doctora, mi cuerpo se ha puesto en huelga. No me responde», me dijo Emma al empezar la consulta.

Como especialista en salud hormonal femenina, he escuchado esta frase muchas veces. He visto a tantas mujeres sufrir por esa sensación de pérdida de control sobre su cuerpo, sentirse totalmente desconcertadas por no saber qué hacer porque nada de lo que antes funcionaba parece hacerlo...

No es el caso de todas las mujeres, pero si estás leyendo estas líneas con atención, tal vez te sientas identificada con la historia de Emma, así que vamos a descubrir juntas lo que podemos hacer para apoyar tu cuerpo, tu composición corporal y que te vuelvas a sentir a gusto en tu piel, pero, sobre todas las cosas, que ganes salud cardiometabólica para toda la vida.

Durante la perimenopausia comenzamos un cambio de composición corporal que favorece la acumulación de grasa en el abdomen (esa que tanto nos molesta), la cual no solo hace que la ropa nos quede muy justa o que tengamos que cambiar de talla, sino que aumenta poco a poco el riesgo cardiovascular. Ese tejido graso que se almacena entre las vísceras se comporta como un «órgano conflictivo». Esa grasa aumenta la inflamación crónica de bajo grado y puede generar citoquinas que alteran la respuesta del sistema inmune.Más allá de ser un asunto meramente estético, esa acumulación de grasa afecta a nuestra salud desde varios ángulos:

- A más tejido graso, nos volveremos más resistentes a la insulina. Con el tiempo esto aumenta el riesgo de diabetes.
- A mayor porcentaje de grasa corporal, se incrementa el riesgo de varias enfermedades, entre ellas el cáncer.
- A mayor sobrepeso, más cansadas nos sentimos, tenemos más dificultad para entrenar y eso de verdad afecta a nuestra salud física y mental.

¿Por qué se produce este cambio de composición corporal?
Si solo te pudieras quedar con una idea de este capítulo, para mí como mujer y como especialista que cada día escucho a mujeres como tú, lo más importante es decirte:

> No eres la única responsable de tu cambio, no eres vaga, no te falta fuerza de voluntad, no mientes, no te lo inventas: son tus hormonas.

Mientras escribo estas líneas, cientos de mujeres en todo el mundo salen de las consultas de sus médicos con los hombros encogidos y cabizbajas, sin una respuesta clara. Con un signo de interrogación en la cabeza después de haber recibido la recomendación más repetida pero menos efectiva de «Come menos y muévete más».

Y sí, se dice con muy buena intención, claro, pero desde un profundo desconocimiento de lo que sucede en el cuerpo y la mente de muchas mujeres en perimenopausia. Además, es una frase que puede hacer daño en lugar de ayudar. Si se trata de una mujer que ya cuida su estilo de vida, entrena bastante y se mueve a diario, que ya ha invertido en nutricionistas, sabe comer saludablemente y está haciendo todo lo que está a su alcance para quitarse esa molesta grasa de la barriga, en realidad, esa frase es devastadora. Te deja sin esperanz y dos preguntas revoloteando: «¿Qué estoy haciendo mal?», «¿Este cambio es inevitable y me tengo que resignar?».

Yo te creo y ahora te explico por qué: los estrógenos regulan aspectos tan importantes como la sensibilidad a la insulina, y esto afecta al apetito. También tienen receptores en el centro de saciedad y en funciones tan importantes como el sueño; regulan el estado de ánimo al modular los neurotransmisores y determinan dónde almacenamos la grasa.

Durante nuestro periodo reproductivo, tenemos muchos estrógenos que fabricamos en los ovarios con cada ovulación. Estas hormonas favorecen un tipo de composición corporal: la forma de una pera. Es así porque acumulamos más grasa en la cadera y los glúteos, mientras que al reducirse los estrógenos porque estamos en transición a la menopausia, tendemos a acumular más grasa en la zona media. Es decir, esa tendencia a tener grasa en la barriga que antes no solías almacenar es hormonal.

Además, los altibajos hormonales propios de esta época —un mes ovulamos, al otro no; un mes producimos pocos estrógenos, al otro tenemos un pico— pueden hacernos menos sensibles a la insulina y esto es algo que, además de favorecer la grasa abdominal, nos puede traer problemas de salud con el tiempo.

Otros cargos por los que se acusa a nuestras hormonas de ser las culpables de todo: «Yo antes comía muy saludable y me encantaba. Pero ahora tengo más hambre a todas horas y me apetecen cosas que antes no comía, pero no son saludables, como dulces, pastas, chocolate... Me siento culpable y me da vergüenza, pero no sé cómo hacer para volver a ser disciplinada. Sé lo que tengo que hacer, pero no consigo ejecutarlo».

Confesiones como esta las escucho a diario en la consulta. La realidad es que nuestras hormonas condicionan el apetito y la saciedad, pueden aumentar o reducir el hambre emocional y condicionar nuestras elecciones a la hora de comer.

Si has estado embarazada o recuerdas tu fase premenstrual, donde muchas veces sentimos apetencia por ciertos alimentos como el chocolate o carbohidratos más refinados, te darás cuenta del enorme impacto que tienen nuestras hormonas en moldear nuestro cerebro. Muchas mujeres tienen más apetito, deseo de alimentos poco saludables o se sacian con menos facilidad en la perimenopausia en relación con los altibajos hormonales. Esto puede deberse a que el cerebro busca compensar el malestar emocional mediante comida.

Entrena fuerte y avanza de menos a más

Dedica tiempo a tus sesiones de entrenamiento como si fuera un trabajo por el cual te pagan. Si puedes invertir en un preparador físico o entrenador personal, esto será como si viajaras y, en lugar de tener que tomar varios medios de transporte, consiguieras irte en avión: irás directa a tu objetivo. Vas a tener que trabajar tú, por supuesto, no es ningún atajo, pero conseguirás que el tiempo que dedicas a entrenar la fuerza sea óptimo y que tu esfuerzo dé sus frutos.

¿Cuándo es muy recomendable buscar ayuda profesional?

- Si tuviste una lesión en el pasado.
- Si aún estás lesionada y te dijeron que no puedes hacer nada.
- Si tienes osteopenia u osteoporosis.
- Si nunca has hecho ejercicio.
- Si necesitas una guía que te ayude a ser constante.

Ponte fuerte

Enamórate de las mancuernas, las pesas rusas, las gomas elásticas y demás artilugios que te ayuden a entrenar la fuerza. Ponlos en un lugar visible. Yo las tengo en la consulta para enseñarlas a las pacientes y en casa, a la vista. Dale un rol protagónico al ejercicio de fuerza en tu vida porque cuando los estrógenos comienzan a abandonarnos, nuestros músculos son nuestro nuevo guardaespaldas.

- Construir músculo nos ayudará a mantener los huesos sanos, a evitar la osteoporosis y a prevenir fracturas.
- Mejorará la sensibilidad a la insulina y prevendrá la diabetes.
- Un músculo sano nos ayudará a prevenir el riesgo cardiovascular.
- Cuando el tejido muscular se contrae libera factor neurotrófico derivado del cerebro (BDNF), que nos ayuda a la neuroplasticidad.

Por eso cuando practicas ejercicio de fuerza notas que mejora tu rendimiento cognitivo, te concentras mejor y se te ocurren mejores ideas. El músculo se comunica con el cerebro y es fundamental para mantener nuestras funciones cognitivas. Si tienes niebla mental, entrena la fuerza.

- Ayudará a que puedas seguir comiendo en cantidades normales. Tu músculo necesita energía para funcionar y es un tejido muy activo.

- Tus músculos te permitirán abrir los botes de lentejas en un futuro, subir sola al autobús, irte de viaje con tus amigas, levantarte de la silla sin apoyarte, seguir disfrutando de la vida y no ser una carga. En definitiva, valerte por ti misma.

- Tus músculos van a ser una gran parte de tu salud estrella futura, ya que el entrenamiento de fuerza contribuye a prevenir al menos veintiséis enfermedades crónicas que actualmente nos roban calidad de vida y nos impiden disfrutar de la tercera edad con plenitud. Incluso si llegamos a enfermarnos, nos ayudará a que tengamos más posibilidades de recuperación.

- «Si no sabes qué hacer con tu vida, haz sentadillas». Este ejercicio aporta numerosos beneficios para tu salud. Trabaja la mayor parte de nuestra musculatura: glúteos y cuádriceps, que son músculos muy grandes. Además de ser un ejercicio para la vida. Nos servirá hasta para levantarnos de la silla cuando seamos mayores.

No abandones el cardio. Tu corazón, tu metabolismo y tu estado de ánimo te lo agradecerán

«Me dijeron que no hiciera cardio porque me sube el cortisol; ahora solo hago pesas. Dejé de correr, el spinning y lo echo de menos».

Como todo en la vida, no es blanco o negro. A diario veo a influencers o divulgadoras en redes sociales demonizando el cardio, lanzando mensajes extremos a las mujeres donde les dicen que no hagan nada de cardio, que solo deben hacer fuerza.

El ejercicio cardiovascular moderado tiene numerosos beneficios para la salud. Trabajar en la zona 2 de la frecuencia cardiaca máxima —lo cual quiere decir entre un 60 y un 70 por ciento de tu frecuencia cardiaca máxima— ayuda a tus células a mejorar su capacidad para procesar el oxígeno. Este parámetro, conocido como V02max o volumen máximo de oxígeno que nuestras células son capaces de utilizar, es un excelente predictor de longevidad. Esto quiere decir realizar un esfuerzo que te permita mantener una conversación. Es lo que yo hago cuando comparto con mi comunidad de Instagram mis «historias a la carrera»: propongo reflexiones mientras corro a un ritmo cómodo. Estoy entrenando en la zona 2. Algunas alternativas para dicho entreno son correr, andar rápido, nadar, ir en bicicleta o hacer elíptica, por ejemplo.

Este tipo de entrenamiento mejora la salud de tus mitocondrias para que tengas más energía, potencia la salud del corazón y las arterias, mejora tu capacidad para quemar grasas, así como tu estado de ánimo.

Recuerda que el «entrenamiento invisible» es tan importante como la fuerza o el ejercicio cardiovascular. Dormir es fundamental para formar masa muscular, ósea y ayudar a bajar la inflamación. Nuestros músculos se rompen cuando levantamos las mancuernas y se construyen mientras dormimos.

Ingerir suficientes proteínas también es fundamental para construir masa muscular. Procura, pues, priorizar este nutriente e incluir fuentes de proteínas en cada comida. Este macronutriente es clave para la salud metabólica, la saciedad, la estabilidad de la glucosa en sangre, tener energía y poder construir masa muscular.

El elemento esencial en tu cambio de composición corporal sostenible es la paciencia. Si eres constante con la alimentación, los horarios de entrenamiento, cuidas el descanso, regulas las hormonas que estén alteradas y te ayudas, si es necesario, con algunos suplementos de calidad, verás resultados por fuera y, sobre todo, por dentro. Tu energía, tu vitalidad y tu fuerza saldrán a relucir.

Recomendaciones para una perimenopausia estrella:

- Comprueba que el entrenamiento de fuerza se encuentre entre tus actividades. Asígnale días y horas específicas, y asegúrate de cumplir con tus sesiones como si tu salud futura dependiera de ello, incluso como si tu trabajo dependiera de ello.
- Si no tienes tiempo, quítaselo a otra actividad.
- Si solo puedes empezar por 10 minutos, hazlo, pero no postergues más entrenar la fuerza y cuidar de tus músculos.

GLP-1 en perimenopausia: ¿cuándo es útil?

«Siento una paz mental como nunca la había experimentado antes en mi vida. El ruido de la comida por fin ha desaparecido», me explicó Marcela, una querida paciente con una sonrisa de agradecimiento.

Ella llevaba un par de años lidiando con síntomas de perimenopausia. Se sentía mentalmente agotada con mucha frecuencia. Se lo achacaba al trabajo, al estrés, a no comer perfecto y a su falta de disciplina con la comida. Este último aspecto le generaba un desgaste tremendo de energía. Pasaba mucho rato pensando en cómo comer, qué comer para sentirse saciada, para controlar sus curvas de glicemia, para evitar más grasa abdominal, para no sentirse hinchada y cansada.

En su cabeza había pensamientos constantes sobre cómo alimentarse. Llevaba toda su vida haciendo dieta, sintiéndose mal por no ser capaz de mantener algunas extremas y buscando información sobre cómo realizar un programa exitoso de pérdida de grasa sin sufrir ni dejar de tener vida. Ya se había rendido y esto le causaba un gran malestar.

Cada médico al que consultaba le repetía la misma frase: «Come menos y muévete más», una frase inocente que refleja todo el desconocimiento y la falta de empatía que tenemos frente al problema del sobrepeso y la obesidad; una que invalida a la mujer que tiene pleno conocimiento de su cuerpo y que ya cuida de su estilo de vida, que la hace sentir como una vaga sin autocontrol suficiente.

«Algo estoy haciendo mal, quizá debería esforzarme más» es lo que se dicen muchas mujeres cuando buscan nuestra ayuda y les exponemos que la perimenopausia y su aumento de grasa no tienen nada que ver, que son sus hábitos. Así, millones de mujeres en todo el mundo buscan soluciones a su problema, a alguien que valide lo que están sintiendo y les abra una ventana que les devuelva la paz.

Marcela llevaba toda una vida en un ciclo que consistía en comenzar una dieta restrictiva llena de esperanzas y fuerza de voluntad hasta que ya no podía más, abandonaba y se sentía que no era lo bastante constante y disciplinada para seguirla. Entre dieta y dieta, efectos rebote y miles de horas de su vida invertidas en buscar un nuevo método, sistema o estilo de alimentación que la ayudara a perder grasa. Esto dejaba atrás su autoconfianza, su energía, su relación con la comida y con su propio cuerpo hasta que comenzó a leer sobre los fármacos para perder grasa y decidió preguntarme mi opinión. Después de una historia clínica muy completa y de las explicaciones adecuadas, decidió probar una inyección semanal llamada «tirzepatida». Por supuesto, lo trabajamos desde el enfoque integral de la estrella de la salud.

Entrenamiento de fuerza tres veces por semana innegociable, alterno con ejercicio cardiovascular; un menú rico en nutrientes que prioriza la cantidad de proteínas; una técnica de gestión del estrés; respetar el descanso y seguir en terapia psicológica fueron los pilares clave para que lograra resultados maravillosos tanto en bienestar psicológico como en parámetros físicos: pérdida del porcentaje de grasa, mejoría de sus analíticas, sensación de alivio de muchos síntomas y más energía.

En su caso combinamos terapia hormonal con estrógenos trans-dérmicos y progesterona natural con tirzepatida. Adicionalmente, como complemento a su estilo de vida, toma suplementos en función de sus necesidades: vitamina D3 K2, creatina, melatonina y bisglicinato de magnesio.

Las claves de su cambio tan positivo fueron las siguientes:

- Priorizar el ejercicio de fuerza.
- Confiar en una especialista con experiencia, tanto en terapia hormonal y empleo de fármacos GLP-1 como en estilo de vida saludable.
- Incluir suficientes proteínas cada día en su alimentación.
- Entender que el camino es para toda la vida, por lo que es mejor ir despacio.
- Mantener su terapia psicológica y la gestión de emociones.

Millones de personas en el mundo llevan toda su vida luchando contra las consecuencias de la obesidad o el sobrepeso sin éxito. Este grupo de fármacos son una opción más que surge para ayudar a una parte de ellas. Mucha gente los demoniza… La mayoría son personas que no conocen su funcionamiento y se han quedado con los titulares que han leído o escuchado.

Los fármacos GLP-1 no son un atajo, sino un gran aliado cuando se utilizan de la mano de un especialista con experiencia que te ayude a construir un estilo de vida saludable que te sostendrá toda la vida. Es indispensable construir una estrella de la salud como base para mantenerte en un futuro: alimentación antiinflamatoria, ejercicio de fuerza y cardiovascular, descanso adecuado, herramientas de gestión emocional, relaciones sanas, optimización hormonal y un para qué que te impulse a seguir en tu camino de recomposición corporal.

¿Qué son los fármacos GLP-1 y cómo funcionan?

Los GLP-1 son hormonas que se producen naturalmente en el intestino después de comer, similares al glucagón tipo 1. Imitan a esta hormona y amplifica sus efectos en el cuerpo.

Producen reducción del apetito, mejor regulación de la glucosa, reducción de la grasa visceral y, por lo tanto, de la inflamación crónica de bajo grado y el riesgo de muchas enfermedades; por consiguiente, bien utilizados, estos fármacos pueden contribuir a mejorar la salud a largo plazo.

Durante la perimenopausia, estos medicamentos podrían ser muy útiles en mujeres que sufren por una ganancia excesiva de grasa y ven cómo su cuerpo cambia de forma sin responder al estilo de vida. Pero, al igual que sucede con la terapia hormonal, no es una opción para todas las mujeres. Como cualquier fármaco, ha de prescribírtelo un médico. En este sentido, es fundamental realizarte una buena historia clínica y asesorarte para que puedas construir esa base tan importante que es el estilo de vida saludable.

Puedes considerar tener esta conversación con tu médico si te sientes identificada con alguna de estas situaciones:

- Has ganado grasa abdominal resistente a dieta y ejercicio.
- Presentas resistencia a la insulina o prediabetes.
- Tienes antecedentes familiares de diabetes tipo 2 o enfermedades metabólicas.
- Has intentado múltiples estrategias de pérdida de peso sin éxito sostenido.
- Sientes hambre constante o dificultad para controlar el apetito.
- Tu composición corporal ha cambiado: menos músculo, más grasa visceral.
- Estás en perimenopausia o menopausia con síntomas metabólicos marcados.

Es muy importante tener en cuenta que no se recomienda su uso en mujeres con antecedentes de pancreatitis, ciertos tipos de cáncer tiroideo o trastornos alimentarios activos.

¿Qué esperar si te indican estos fármacos?

Lo habitual es que sientas menos hambre desde la primera semana, estarás saciada durante más tiempo. Esto es, sin duda, uno de los efectos más valorados por las mujeres en perimenopausia, que refieren antojos por alimentos poco saludables o necesidad de seguir comiendo o aumento del apetito. Al mejorar la saciedad también te sientes emocionalmente más fuerte, más regulada, con mayor autocontrol, y esto te devuelve la paz, como le sucedió a Marcela.

En un grupo de mujeres pueden producirse molestias digestivas leves, incluso náuseas, estreñimiento o sensación de estar llena. Suelen asociarse a la dosis y por eso es importante comentarlo con tu especialista para ajustarla o hacer los cambios necesarios para que no te produzca malestar.

En mi experiencia, cuando se empieza por dosis bajas, con los fármacos más novedosos, los efectos secundarios suelen ser muy leves.

Lo ideal y lo deseable es que haya una pérdida de grasa constante que no sea ni rápida ni drástica. Cuando perdemos peso con estos fármacos, una gran parte de lo que se pierde es grasa, pero alrededor de un 25 por ciento es tejido magro: músculo, tejidos e incluso hueso. Ya sabes que lo último que queremos en perimenopausia es perder músculo o hueso. Por eso es clave que tengas paciencia y que trabajes la fuerza, recibas todos tus nutrientes y descanses.

«Del apuro solo queda el cansancio» es una frase muy popular en mi tierra, Venezuela, y si estás atravesando un proceso de recomposición corporal, es un gran mantra para tener en mente. Mucho mejor ir despacio con pasos firmes que te lleven hacia tu yo saludable del futuro.

Estas recomendaciones pueden ayudarte a adaptarte en las primeras semanas:

- Come despacio, mastica muy bien los alimentos. Si es posible, suelta los cubiertos entre bocado y bocado. Conversa siempre que puedas. Es mucho mejor para la salud integral comer en compañía. Aunque hay días en los que no podemos porque estamos en el trabajo, por ejemplo, o simplemente nos apetece ese rato de soledad. En esos días en los que comas sola, guarda el móvil o el ordenador y hazlo sin pantallas.

- Presta atención a los alimentos, los colores, disfruta de los sabores, del aroma, agradece a la vida por poder comer un día más, si está delicioso, si lo estás disfrutando, si hay una linda vista en el restaurante o tienes una excelente compañía que está transformando un momento cotidiano en una medicina para el alma, como es comer con conciencia plena y gratitud hacia el momento presente.

- Si es posible, evita comidas muy copiosas, muy grasas o difíciles de digerir al principio.

- Recuerda hidratarte con frecuencia. Esto ayudará a prevenir el estreñimiento en conjunto con los alimentos ricos en fibra.

- Olvida la báscula. Es preferible que tu especialista te realice mediciones como el perímetro de la cintura y de la cadera, los brazos o los muslos y estimes así tu progreso. Mi mejor recomendación es que no pongas el foco en tu peso, sino en cómo te sientes cada mañana al despertar, durante tu trabajo, en el momento de planificar tus comidas, ya que eso marca la diferencia en tu calidad de vida. Deja de luchar contra la báscula, contra el número que marca y empieza a darle prioridad a tus sensaciones y a la plenitud con la que vives.

- Si necesitas un parámetro un poco más objetivo para medir tus progresos, puedes observar cómo te queda la ropa mes a mes. Es sorprendente cómo te tranformas por dentro y por fuera, y tu imagen frente al espejo te hace sentir más segura, más fuerte y capaz, sobre todo cuando realizas el ejercicio de fuerza y tus rutinas de bienestar.

* Por supuesto, estos fármacos no son para todas, al igual que la terapia hormonal, su uso debe limitarse a las personas indicadas y debe asesorarte un especialista.

¿Qué debería comer si estoy con un GLP-1?

Te recomiendo enfocarte en que tu nutrición sea lo más completa posible y que recibas todos los nutrientes. Si es posible para ti, lo ideal es recibir la orientación de un nutricionista o dietista que conozca tus necesidades y preferencias.

Te doy unas recomendaciones muy generales que te ayudarán a orientarte para hacer la lista de la compra saludable de la que hablo en *El gran libro de la salud integral femenina*, y tu planificación de menús semanales para estar sana, plena y fuerte.

Come suficientes proteínas cada día. Seguro que ya habrás escuchado a muchos expertos hablarte de la importancia de la proteína. No es una exageración, es que las proteínas son los ladrillos para construir tejidos, en especial músculo. Recuerda que una de las claves de permanecer sana mientras pierdes peso es mantener o ganar masa muscular. Además, añadir proteínas a cada comida te aportará saciedad, control del azúcar en sangre y mejoría del estado de ánimo.

Incluye fibra en cada comida, tanto fuentes de fibra soluble como insoluble: legumbres, semillas, verduras, frutas. Favorece el metabolismo y ayudará a tu microbiota.

Incluye grasas saludables, como el aceite de oliva virgen extra, el aguacate, el aceite de coco, los frutos secos o semillas.

Limita los alimentos ultraprocesados y cambia las harinas o los cereales refinados por sus versiones integrales, que contienen más fibra y nutrientes. Este es un cambio tremendamente favorable para tu salud a largo plazo.

¿Qué nos ayuda a mantener una composición corporal saludable?

Te invito a cambiar el foco:

> No te deseo que estés más flaca, sino que tengas más masa muscular y menos grasa.

Lo que nos ayuda:

- Movernos mucho. Sé creativa. Diseña un despacho donde tengas que moverte con frecuencia. Un escritorio de altura regulable, una cinta de caminar para leer, ver vídeos o hacer reuniones.
- Ponernos el reto de dar un mínimo de pasos diarios.
- Subir escaleras siempre que podamos.
- Snacks de movimiento. Diséñalos a tu medida. Levántate de la silla al menos cada hora un par de minutos.
- Hidratarnos. El botellín siempre cerca no falla.
- Comer más fibra y más proteína cada día.
- Cuidar la microbiota intestinal. Los alimentos fermentados, las especias y un patrón de nutrición mediterráneo antiinflamatorio es lo ideal.
- Honrar el momento de la comida, crear un ritual en torno a ese momento de salud integral.
- Plantearnos recibir terapia hormonal de la perimenopausia en cualquiera de sus formas si no dormimos, nos sentimos decaídas, sin ganas de entrenar, tenemos dolores en todo el cuerpo, sofocos frecuentes o no nos sentimos la misma.
- Valorar en conjunto con nuestro especialista la posibilidad de recibir GLP-1 si nuestro caso es el indicado.

Sobre todas las cosas, no te conformes con una respuesta similar a estas: «Eso es lo normal», «Te haces mayor», «¡Qué quieres, a tu edad!», «Acostúmbrate», «El cuerpo cambia»…, porque una cosa es aceptar y amar nuestro cuerpo, y otra muy distinta resignarte como si no tuvieras más opción.

La paciente de esta historia mejoró su composición corporal. Ahora se siente más fuerte, más enérgica y, lo más importante, en paz con su decisión. Sus parámetros de salud están geniales y está muy agradecida de haber tomado las riendas de su salud, haberse informado y buscado ayuda especializada.

Hay muchas cosas que están en tus manos.

Capítulo 4

No consigo dormir. El insomnio me está matando

TU OPORTUNIDAD PARA TRANSFORMAR TU MIEDO A NO VOLVER A DORMIR ES LA SOLUCIÓN PARA DORMIR BIEN

Elisa ya había consultado con varios profesionales. Lo que le estaba sucediendo en los últimos meses afectaba bastante a su vida. Ella siempre había dormido muy bien, jamás había tenido problemas para conciliar el sueño y, si se despertaba alguna vez en mitad de la noche, enseguida se volvía a dormir sin ningún problema.

Yo era superdormilona, y me encantaba quedarme un par de horas más en la cama los fines de semana. Ahora apenas logro dormir unas cinco horas, y el cansancio me está matando. No rindo en el trabajo, me da miedo conducir de vuelta a casa y estoy sobreviviendo a base de cafés. Mi humor está alterado, estoy irascible y no rindo. No tengo ganas de entrenar. Ya ni hablemos del deseo sexual. No tengo fuerzas ni para terminar el día. Ya a las ocho de la tarde me estoy cayendo, pero me meto en la cama y luego doy vueltas sin poder conciliar el sueño. Me despierto a las tres o cuatro de la madrugada y luego me desvelo. ¿Podré volver a dormir, doctora?

Los dos ginecólogos a los que acudió le dijeron: «Tus analíticas están perfectas. Eres muy joven, seguramente estés muy estresada y necesites parar un poco». El médico de familia, después de escuchar su historial, le ofreció un medicamento para dormir.

Al menos me dio algo, intentando ayudarme. Lo tomo cuando estoy muy desesperada, pero al día siguiente me siento como «una zombi», con resaca y un cansancio extremo en el cuerpo. No quiero depender de esa pastilla para poder dormir cada noche.

El sueño puede comenzar a cambiar en la perimenopausia. Muchas mujeres lo notan mucho tiempo antes de que la regla se haya ido por completo y muchas veces no lo asociamos a esa transición hormonal.

No dormir causa muchísima angustia y afecta a todas las funciones de nuestro cuerpo, ya que durante el sueño profundo es el momento en que «nos reparamos», nuestro cuerpo se encarga de realizar funciones imprescindibles para mantener la salud tanto física como mental, y no poder hacerlo altera casi todo.

Recuerdo cuando era residente de Obstetricia, las guardias de la sala de partos eran de veinticuatro horas y el trabajo era tan intenso que, con mucha suerte, apenas lográbamos descansar una o dos horas. Imagina la tortura psicológica que representa que después de una hora de sueño, habiendo trabajado durante horas en un área estresante y de mucha responsabilidad, donde hay que tener las habilidades físicas y mentales muy finas y tomar decisiones que pueden significar la vida o la muerte de dos personas, cuando al fin logras reposar, parar por un momento ese ritmo frenético, venga alguien a despertarte bruscamente diciendo que tienes que correr porque hay otra emergencia esperando a ser atendida.

No tengo palabras para describir lo que se sentía, ni sé cómo logré sobrevivir. Quizá porque era muy joven, sentía mucho amor por mi profesión y, de alguna manera, nuestro cuerpo se logra adaptar a situaciones incluso tan poco saludables como esa. Por eso empatizo muchísimo con mis pacientes y seguidoras cuando me cuentan historias tan tremendas como la de Elisa. Esta situación es más frecuente de lo que imaginamos. Muchas veces pensamos que será un tiempo corto, que ya pasará o que tenemos que aprender a vivir así, que es parte de hacernos mayores.

No tienes que renunciar a dormir. Vengo a darte buenas noticias: la inmensa mayoría de mis pacientes con problemas para dormir de origen hormonal recuperaron el sueño, dejaron de despertarse y duermen profundamente cada noche. Para algunas el camino fue más fácil; para otras, más largo. Hubo que hacer algunos ajustes, ayudarse con otras terapias o herramientas, quizá llevó un poco más de tiempo, pero, en general, la mayoría recuperó la calidad y cantidad de sueño.

¿Por qué algunas mujeres dormimos peor durante la perimenopausia?

Por esa pérdida del equilibrio entre las hormonas que se producen en los ovarios y las «jefas» que envía el cerebro para que se mantenga el ciclo menstrual.

Los estrógenos y la progesterona tienen un papel importante sobre varias de las funciones que regulan el ciclo de sueño-vigilia. En el cerebro hay centros del sueño que son regulados por los estrógenos, y la progesterona, cuando pasa al cerebro, se transforma en alopregnenolona, una neurohormona que actúa sobre el neurotransmisor GABA relacionado con el descanso, la calma o la gestión del estrés, entre otros procesos.

Además, con el paso del tiempo, producimos cada vez menos melatonina y la glándula pineal se suele calcificar un poco. Esto es parte del motivo por el cual tanto hombres como mujeres tenemos la tendencia a dormir menos. No nos sucede a todos ni de la misma manera. Influye tu estilo de vida, tu equilibrio hormonal, la alimentación, la actividad física que realices, a la hora que la practiques, las preocupaciones que tengas, si posees alguna herramienta de gestión emocional o no: casi todo lo que hacemos durante el día puede influir en el modo en que descansamos por la noche. Eso es bueno porque significa que podemos mejorar muchas cosas para dormir mejor.

Dice mi amiga y experta en sueño, la doctora Núria Roure, que una buena noche de sueño se construye desde la mañana, y cuánta razón tiene. Desde que nos despertamos estamos contribuyendo a la calidad de nuestro sueño por la noche.

Como ya hemos visto, una de las hormonas que disminuye más temprano en la perimenopausia es la progesterona, y es por eso por lo que muchas mujeres pueden seguir teniendo reglas regulares y presentar síntomas molestos. Esto desconcierta a muchas personas, pues imaginamos que solo cuando se va la regla por completo es cuando podamos presentar esos síntomas. Por ello, muchos profesionales que no se han actualizado o que no tienen formación en salud hormonal no saben qué hacer. Además, para resolver este tipo de problemas necesitamos tiempo, escucha activa y formular muchas preguntas. Nada de esto es habitual en la mayoría de las consultas a las que acudimos, por eso nos suelen ofrecer «parches» para tapar nuestros síntomas o dar una rápida respuesta para quitarnos de en medio y minimizar nuestros problemas.

La solución nunca es recetarte medicamentos para dormir y ya, eso no va a solucionar nada y, mucho menos, de manera crónica. Hay mujeres que llevan años tomando fármacos para dormir, que se vuelven dependientes de estas medicaciones y eso las angustia mucho, sin contar que su química cerebral cambia. Si te ofrecen pastillas para dormir como respuesta a tu insomnio, busca otra opinión. No te quedes con eso, porque hay muchas cosas que están en nuestras manos para volver a recuperar ese placer y ese hábito tan saludable que es dormir profundo durante un promedio de siete a ocho horas.

¿Qué hago si tengo una profesión en la que tengo que hacer guardias o turnos nocturnos?

Tengo muchas pacientes que, por su profesión, tienen que trabajar en horarios nocturnos y esto, a veces, en la perimenopausia o menopausia puede ser difícil de conciliar con las rutinas que tu cuerpo necesita.

Sé que no es fácil ni factible para cualquiera cambiar su trabajo, sus horarios y que el mundo necesita de ciertas profesiones que estén disponibles a todas horas como médicos, enfermeras, comadronas, policías, bomberas, vigilantes, farmacéuticas, auxiliares... Su trabajo es sumamente valioso y necesario para el bienestar de la población.

Lo que sí podemos hacer es procurar llevarlo lo mejor posible y establecer rutinas o rituales que faciliten a tu cuerpo gestionar los cambios de ritmo circadiano a los que se tiene que adaptar.

Rutinas y rituales que pueden ayudarte a mejorar tu descanso

Por la mañana:
- Tener contacto con luz natural. El día que puedas, presencia el amanecer. Es un hábito de salud integral.
- Muévete: realiza ejercicio, caminatas, pesas. Idealmente durante la mañana.

Por la tarde:
- Baja la intensidad de las luces, desconecta de pantallas al menos dos horas antes de dormir, busca actividades relajantes como leer, ejercicios de consciencia corporal, respiración consciente.
- Si tienes preocupaciones, apúntalas en una libreta, así las sacas de tu mente.

Por la noche:
- Cierra el día agradeciendo tres cosas bonitas que hayas vivido.

- Ten oscuridad total en la habitación. Si lo necesitas, usa antifaz y tapones en caso de ruido.
- Si te despiertas, sal de la cama y ve a otro lugar de tu hogar hasta que vuelva el sueño.

Si tu problema de sueño lleva años, es posible que te hagan un estudio más profundo para buscar la causa.

La terapia cognitivo-conductual puede ayudar a reeducar tu relación con el sueño.

¿Y la terapia hormonal?

Muchas mujeres vuelven a dormir al iniciar una terapia hormonal. Valórala.

¿Suplementos para dormir?

Existen un conjunto de suplementos que pueden ayudarte a descansar, entre ellos el magnesio del cual hablamos, la melatonina, el GABA, el triptófano, la glicina, el ashwagandha, la pasiflora, la lavanda o combinaciones de varios de ellos. Cuál elegir dependerá de tu historia clínica. Evita automedicarte. Siempre es preferible consultar con un profesional que te asesore y te pueda recomendar las opciones más adecuadas para ti.

En conclusión: los cambios asociados a la perimenopausia pueden alterar el sueño y esto afecta significativamente a tu salud. Es un problema que suele solucionarse. Busca apoyo.

Recomendación para una perimenopausia estrella:

- Presta atención a tus rutinas y rituales de hoy día a la hora de despertar y de ir a dormir. Observa si hay algún hábito que puedas incorporar para ayudarte a descansar mejor.
- Si la perimenopausia está alterando tu descanso, pide una cita con un profesional y valora tus opciones para recuperar tu sueño.

Capítulo 5

Me siento cansada todo el tiempo, no me recupero. Dolor de hombro, fascitis plantar, lesiones que no mejoran y demás desafíos

Tu oportunidad para despertarte con energía y vitalidad

«Estoy agotada. Siento que no puedo con la vida. Todo me cuesta, el cuerpo me pesa. Mi energía no es la que solía tener antes. No tengo ningunas ganas de entrenar, a pesar de que soy consciente de lo mucho que me ayuda, pero me quedo en la silla como congelada, sin fuerza para continuar el día. Fui a una consulta y el médico me respondió: "A tus 49 es lo que hay"», me escribió una seguidora como respuesta a una publicación sobre cómo recuperar la energía.

De todos los síntomas que normalizamos, que nos roban la vitalidad y nos quitan lentamente la ilusión por la vida, el número uno es el cansancio. Ese agotamiento extremo que me expresaba Amanda en su correo, esa sensación dearrastrar el cuerpo, de no tener energía para nada, ni siquiera para esas cosas que antes nos entusiasmaban.

Normalizamos el cansancio porque confundimos hacernos mayores con estar cansadas todo el día, porque pensamos que todo el mundo está igual, que vivir agotadas y sobreviviendo es lo que toca. Y, por si fuera poco, cuando nos animamos a pedir ayuda médica, en muchos casos nos ignoran. No nos prestan atención, no nos estudian o no nos dan ninguna explicación. «Te haces mayor», nos dicen.

El cansancio inexplicable, la falta de energía, es uno de los síntomas más frecuentes tanto en la perimenopausia como en la menopausia y está asociado a la disminución de estrógenos y también de testosterona. Los estrógenos, como hemos aprendido, son hormonas con numerosas funciones en nuestras células y tienen receptores en las fibras musculares, incluso en las mitocondrias. Esto explica que su disminución o los cambios en su producción alteren los niveles de energía. Nuestras mitocondrias son como centrales energéticas que transforman la materia prima que les damos en moléculas de ATP, que son como una moneda de cambio para tener energía. Si producimos poco ATP porque las mitocondrias están fatigadas, entonces tendremos poca energía.

Además del factor hormonal, el estilo de vida, mediante todos los elementos de la estrella de la salud, afecta a nuestra energía y puede producir ese agotamiento que tanto nos afecta.

Factores que afectan a nuestra energía:

- Los alimentos que comemos: a más harinas refinadas, azúcares y alimentos ultraprocesados, más cansadas estaremos.
- La actividad física que realizamos: a menos movimiento, menos energía tendremos, más cansadas y apáticas nos sentiremos. Por eso, por contradictorio que parezca, si te mueves, mejorará tu energía.
- Los pensamientos, las preocupaciones, entrar en bucle mental: todo eso produce cansancio porque requiere mucho gasto de energía.
- Trabajar en un espacio cerrado, sin luz natural y pasar muchas horas sentada te roban toda tu energía.
- Dormir poco o mal, por supuesto, te quita toda la energía. Muchas veces se asocian ambos problemas de sueño con la falta de energía.
- El exceso de exposición a pantallas, el *scroll* infinito y el exceso de estímulos nos roban energía.

Tu masa muscular es tu gran fuente de energía y tu guardaespaldas: cuídala

Con el paso del tiempo, la tendencia es perder masa muscular. Además, comienza muy temprano en la vida: desde los 30 años en adelante, la balanza se inclina hacia la pérdida. Por supuesto esto varía según tu genética, estilo de vida, nutrición y nivel de actividad física. Muchas de nosotras crecimos con estándares de belleza basados en figuras con delgadez extrema, la cultura de la dieta de pasar hambre, con regímenes absurdos e insostenibles que, en lugar de favorecer la ganancia de masa muscular, provocan que perdamos ese valioso guardaespaldas.

Cambiar esa creencia de querer estar flacas y bajar de peso, centrarnos en ese objetivo vacío de alcanzar un número en la báscula no nos ayuda a construir salud futura. Todo lo contrario, nos predispone a perder masa muscular y ósea, que tanto necesitaremos para estar vitales; nos roba energía y fuerza de agarre, esa bomba metabólica tan poderosa que es el músculo que nos protege contra la diabetes y numerosas enfermedades que nos vuelven frágiles y dependientes.

Muchas de mis pacientes tienen trabajos muy sedentarios. Yo me incluyo en ese grupo. Pasamos varias horas al día sentadas frente a un ordenador o haciendo tareas que apenas requieren movimiento. Si sumamos todo lo que dejamos de movernos en un año, es comprensible que vayamos acumulando grasa y perdiendo masa muscular con el paso del tiempo. Si añadimos el efecto que tiene la disminución de hormonas sobre estos dos elementos fundamentales de nuestra composición corporal —ganar grasa, perder músculo—, ambos factores se suman para afectar negativamente a nuestra composición corporal y nuestra salud. Por tanto, podemos resumirlo en perimenopausia y estilo de vida.

Si ponemos el foco en lo que podemos controlar y somos pacientes, con el tiempo iremos apreciando y, sobre todo, sintiendo los resultados positivos. Piensa a largo plazo, no te quedes en el resultado inmediato. Estás construyendo un cuerpo fuerte y una mente calmada para mucho tiempo. La paciencia es clave. La mayoría de mis pacientes han incorporado las pausas activas a su día laboral. Han programado alarmas, se han puesto un mantra, un letrero, una pulsera, una frase que les recuerde que hay que moverse más para estar bien.

En mi caso personal he implementado varios cambios en mi ambiente laboral para contrarrestar nuestra forma de vida. He puesto mancuernas en el despacho, tanto para enseñarlas a mis pacientes como para usarlas cada cierto tiempo. He cambiado a un escritorio de altura regulable y una buena amiga me contó que compró una cinta de andar que colocó debajo de su escritorio de altura regulable, lo cual la ayuda a aumentar los pasos diarios, ya que una parte muy importante de su trabajo es leer estudios y ver vídeos científicos, así que de esta manera ha conseguido hacerlo en movimiento.

Si modificamos nuestro ambiente a nuestro favor y creamos rutinas donde incorporamos más movimiento, estaremos mejorando nuestra salud a largo plazo y ayudando a prevenir muchas enfermedades.

«Me duele un hombro desde hace meses y nadie me sabe dar una explicación». Abril llevaba unos ocho meses desde que comenzó aquel dolor en el hombro derecho que la limitaba mucho. Le costaba subir el brazo y realizar sus entrenamientos habituales. Al principio pensó que se había lesionado, pero no recordaba en qué momento se había producido la lesión. Consultó con el traumatólogo, iba al fisio y le habían hecho distintos tratamientos, pero le seguía costando levantar el brazo. En consecuencia, entrenaba menos, y esto la tenía muy triste y desconcertada. «Debe de ser que hacerse mayor es esto». Sentía miedo de no recuperar la función por completo.

El síndrome de hombro congelado o capsulitis adhesiva es una lesión que se caracteriza por dolor y rigidez en el hombro. Puede presentarse en perimenopausia, ya que los cambios hormonales pueden predisponernos a este tipo de lesiones. Otras mujeres sufren de lesiones como fascitis plantar, dolores articulares, dificultad para recuperarse de los entrenamientos o sensación de tener el cuerpo rígido. Todo este conjunto de molestias se conoce como el síndrome musculoesquelético de la menopausia. Es muy frecuente, dado que el 70 por ciento de las mujeres podemos sufrirlo.

Los estrógenos son potentes antiinflamatorios y antioxidantes que tienen receptores en músculos, articulaciones, tendones y ligamentos. Además, estimulan la formación de colágeno. Yo explico en mis conferencias que son una especie de guardaespaldas que mantienen la balanza a nuestro favor. Cuando dejamos de producirlos, esta se inclina hacia el lado de la inflamación. Adoptar un estilo de vida antiinflamatorio de forma orgánica y disfrutable nos ayudará a navegar por la perimenopausia.

Hay mujeres que nunca han tenido un sofoco, pero sufren de mucho dolor articular o muscular. Si es tu caso, los tratamientos hormonales son muy eficaces si puedes recibirlos.

Abril me enseñó con su historia que entender la causa de lo que te está afectando te da paz mental. Comprender lo que sucede es una medicina. Tras tantos meses dando vueltas en círculo, la terapia hormonal, en su caso, marcó totalmente la diferencia. La ayudó su fisio y el estilo de vida, pero empezar la terapia fue un antes y un después en su existencia. Son historias como esta las que me animan a seguir escribiendo para ayudar a las mujeres a vivir mejor.

Acude a fisioterapia

Si estás sufriendo alguna lesión, prioriza las sesiones de fisioterapia. Te ayudarán a recuperarte más rápidamente y a adaptar el ejercicio para que sigas activa.

Hay algunos suplementos que pueden ayudar a reducir la inflamación, como los omega-3, que son ácidos grasos esenciales. Los podemos obtener de fuentes marinas como los pescados grasos y de fuentes vegetales como las semillas de lino, chía y nueces, entre otras. Además, se pueden tomar como suplementos en caso de que tu índice de este ácido graso sea bajo o tengas inflamación.

La curcumina también es un antiinflamatorio que se conoce como el ibuprofeno natural. Puedes consumirla en forma de especia en tus platos o como suplemento para aumentar la efectividad. Si tomas anticoagulantes debes consultar a tu médico.

Desde el punto de vista más espiritual, la queja y la rumiación nos roban energía. Un «suplemento antiinflamatorio» muy potente es entrenar la gratitud. Nuestro cerebro busca constantemente lo que falta, los peligros, lo negativo, para que sobrevivamos. Por eso agradecer cada detalle de la vida es un antídoto y nos devuelve la ilusión.

La recuperación de las lesiones es clave para tu salud futura

Muchas mujeres me explican que dejaron de entrenar hace varios años y nunca más volvieron a hacerlo porque se lesionaron. A muchas de ellas les dijeron que no podían hacer nada, sin más explicaciones. Algunas no tuvieron la oportunidad de hacer fisioterapia o rehabilitación tras la lesión.

Todos los expertos en fisioterapia, medicina deportiva y estilo de vida coinciden en que la recuperación de las lesiones debe ser activa. El ejercicio físico y los entrenamientos se pueden adaptar al periodo de recuperación, pero no deberíamos parar por completo durante mucho tiempo. Una lesión mal gestionada puede condicionar tu salud futura.

Si te has lesionado recientemente o en el pasado, este mensaje es importante porque puede marcar del todo la diferencia.

Toma acción hoy mismo

Busca en tu agenda y revisa con cuidado los días de la semana. Encuentra dos o tres horarios que puedas dedicar al ejercicio de fuerza. No importa si le dedicas quince minutos al día. Lo importante es comenzar. Quítale tiempo a cualquier otra cosa, da igual si es una serie, redes sociales o los momentos que pasamos preocupándonos. Dedícalo al cuidado de tu «guardaespaldas».

Incorpora pausas activas cada hora, sobre todo si teletrabajas o si por tu trabajo necesitas pasar muchas horas sentada. Pon una alarma que te recuerde cara hora que necesitas levantarte de la silla. Puedes hacer diez sentadillas, por ejemplo, subir escaleras, tener unas bandas elásticas en el despacho… cualquier otro gesto sencillo que sume movimiento y algo de esfuerzo muscular a tu día, más allá de tus entrenamientos como tales.

Capítulo 6

¿A dónde se ha ido mi deseo? Estoy muerta de cintura para abajo. Tengo miedo a no volver a disfrutar de mi sexualidad

TU OPORTUNIDAD PARA VOLVER A DISFRUTAR
DE TU VIDA SEXUAL

Doctora, estoy muy preocupada. Estoy muerta de cintura para abajo. Desde hace varios meses, noto que no tengo nada de ganas de mantener relaciones sexuales con mi pareja. Al principio no le daba mucha importancia y pensaba que era agotamiento, estrés o que estaba pasando por un momento de menos deseo y que ya se me pasaría.

Mi pareja piensa que ya no me atrae. Yo lo sigo queriendo igual que antes. Lo hemos conversado, aunque continúa sin entenderlo porque su deseo no ha cambiado. Intenta modificar las rutinas, ser creativo, hemos buscado la manera de usar la imaginación. Utilizamos juguetes, alargamos los juegos previos…, pero hay algo en mí que ya no funciona como antes. Me siento muy frustrada porque ya lo consulté con varios médicos y todos me dicen lo mismo: «El cerebro es el órgano sexual más importante de la mujer» y que todo está en mi mente. Que el deseo no muere. Pero el mío no vuelve muy a pesar de mi esfuerzo. Es como si un cable se hubiera desconectado.

Siempre he disfrutado de mi vida sexual. Era muy sensible y me excitaba con bastante facilidad. Mis orgasmos solían ser intensos. En algunas ocasiones, aunque yo no tuviera ganas al principio cuando mi pareja me buscaba, con las caricias, los juegos, los abrazos, tras un tiempo, comenzaba a disfrutar de nuestros encuentros y era una parte de nuestra vida que echo de menos. Que me daba mucho placer, bienestar y que nos unía.

Ya sé que no todo es el sexo, ya sé que una parte está en mi mente. Sin embargo, me siento ignorada al darme cuenta de lo poco que se nos escucha a las mujeres que nos atrevemos a verbalizar el malestar que produce este cambio del que nadie nos habla, para el que nadie nos prepara lo suficiente y, sobre todo, para el que no nos ofrecen soluciones más que resignarnos a dejar de disfrutar de una sexualidad plena.

Mientras escuchaba a Sofía recordaba a todas las mujeres que me han confesado esta misma inquietud. Volvía al mismo mantra que guía mi práctica actualmente: «Escucha y cree a las mujeres: esas dos cosas son el primer paso para ayudarlas».

Me he metido de lleno en este asunto porque es un motivo de gran sufrimiento, frustración, problemas de pareja y sensación de «estar rotas» de muchas mujeres que veo y escucho tanto en consulta como en redes sociales. Yo misma he experimentado ciertos cambios con el paso del tiempo que estoy segura de que no son solo por estrés ni por carga mental. Hay factores físicos que modifican nuestra respuesta sexual y se deben a la disminución de esas famosas «hormonas de la salud».

Mientras sigamos negando esta causa, continuaremos invalidando a millones de mujeres en todo el mundo haciéndolas creer que el problema está en ellas, que todas las demás están por ahí disfrutando de sus orgasmos como siempre.

¿Por qué la perimenopausia puede afectar a nuestra vida sexual?

La sexualidad, sin duda alguna, es de los aspectos más complejos del ser humano. Pocas áreas de la salud dependen de tantos factores como la sexualidad y es por eso por lo que no podemos simplemente darte una pastillita y todo arreglado. Aquello que le respondieron a Sofía, tiene una gran parte de cierto: «El cerebro es el órgano sexual más importante de la mujer». Eso significa que para que nosotras disfrutemos de una relación sexual, tenemos que estar presentes de cuerpo y mente. Cuando tenemos muchas preocupaciones o distracciones, solemos albergar poco interés sexual. Asimismo, si padecemos un problema de salud o estamos pasando por una situación difícil, nuestro deseo se esfuma.

Sin embargo, no todo es mental. Con la perimenopausia, todos esos cambios hormonales influyen en diversas áreas que pueden afectar a nuestra vida sexual. Al disminuir nuestra reserva ovárica, lo cual ocurre más rápido desde los 35 años, también podemos producir menos estrógenos, testosterona y progesterona.

La testosterona tiene efecto sobre el deseo sexual, el impulso, las ganas de mantener relaciones sin tener que trabajarlo tanto, sin hacer un esfuerzo tan monumental para que nos entren ganas de seguir. Esa es una de las principales quejas de mis pacientes y tienen toda la razón. ¿Por qué tenemos que esforzarnos tanto para todo?

¿Y si ayudamos con nuestros conocimientos a optimizar la vida sexual de las mujeres? Es la pregunta que me hago cada cierto tiempo.

La testosterona es una hormona con un papel más allá del deseo. En nuestro cerebro hay receptores de testosterona que desempeñan un papel en las fantasías sexuales, los sueños eróticos. Además, la vulva tiene más receptores androgénicos que estrogénicos y, al disminuir nuestra producción de testosterona, baja también la intensidad de los orgasmos, la excitación y la lubricación.

«Entonces ¿por qué no nos dan testosterona a todas y ya?», debes de estar pensando en este momento. Porque no es un asunto tan simple. No todo es cuestión de testosterona. Como te expliqué anteriormente, la sexualidad depende de más factores.

Los estrógenos también influyen en el deseo, la lubricación y otros aspectos que pueden afectar a la sexualidad como, por ejemplo, si tienes menos estrógenos podrías dormir peor —como hemos visto en el capítulo dedicado al sueño— o tener menos lubricación vaginal y, por lo tanto, relaciones dolorosas.

Además, si tu estado de ánimo se ve afectado por esa disminución hormonal, muchas veces estamos tristes o ansiosas debido a que nuestros neurotransmisores están desequilibrados. Eso tampoco favorece que tengamos deseo sexual. Por esos motivos, muchas mujeres que son candidatas para recibir terapia hormonal de la menopausia (THM) suelen mejorar su vida sexual con el protocolo clásico de estradiol y progesterona natural, sin añadir testosterona.

Además, con los preparados de testosterona tenemos aún algunos desafíos que resolver al momento de escribir las páginas de este libro. Confío en que, en un futuro muy próximo, dispongamos de mejores opciones al alcance de todas las mujeres para que se puedan beneficiar.

Actualmente en España disponemos de dos opciones si queremos prescribir testosterona:

1. Indicar un preparado de farmacia de testosterona en gel para hombres, cuyos nombres comerciales son Testogel o Androgel, y utilizar una pequeña cantidad correspondiente a la décima parte de un sobre de 50 miligramos de testosterona cada día. Este preparado es el único que cuenta con el respaldo de las guías científicas.

2. Elaborar una fórmula magistral de testosterona en crema que contenga la dosis adecuada para la mujer en cada dosificación.

La única indicación aprobada hoy en día para prescribir testosterona es deseo sexual hipoactivo o trastorno por falta de interés sexual. No obstante, la testosterona puede mejorar otras áreas de la salud como la gestión emocional, la fuerza, la energía…, aunque todavía necesitamos más estudios que respalden estas indicaciones. Estamos deseando tenerlos.

Ni en los protocolos actuales de terapia hormonal de la menopausia elaborados por la AEEM ni en el documento «Criterios de elegibilidad de la terapia hormonal de la menopausia» está incluida la testosterona aún.

Todavía no disponemos de preparados de farmacia de testosterona a dosis de mujeres. No obstante, en países como Australia y Nueva Zelanda ya se comercializan. Espero que pronto podamos tener avances para ayudar a las mujeres que se benefician de la testosterona, más investigación y estudios de respaldo, más opciones y más información para que las mujeres dejen de sufrir por un aspecto que deberíamos poder mejorar.

¿Cómo aplico la testosterona?

Se aplica a diario, yo la indico a mis pacientes por la mañana, sobre la piel limpia. Puede ser en la cara anterior del brazo o detrás de la rodilla. Es importante que sea una zona donde no haya pelo para no estimular más su crecimiento.

Déjala secar unos minutos para que se absorba del todo y lávate las manos después de aplicarla.

El problema está en que no disponemos todavía de guías que nos indiquen las dosis adecuadas para cada caso. En mi experiencia, he visto mujeres mejorar tremendamente su vida sexual con la terapia hormonal, con o sin testosterona.

Efectos secundarios de la testosterona

Puede producir acné, hirsutismo, caída del pelo en un pequeño porcentaje de las mujeres, cambios en la voz o aumento de tamaño del clítoris. Por esto se debe contar con un seguimiento médico adecuado.

Quedan muchas dudas por resolver en los próximos años sobre deseo sexual y perimenopausia.

¿Cómo encontrar a un profesional que me indique testosterona?

Realiza una búsqueda en tu ciudad que sea específica para ubicar profesionales expertos en menopausia y perimenopausia. Pueden ser ginecólogos o endocrinólogos y, si es posible, pregunta antes de pedir la cita si trabaja con testosterona. Te ahorrarás mucho tiempo depurando la búsqueda.

Si no quiero usar hormonas, ¿no hay nada más para mejorar el deseo?

Existen preparados naturales o fitoterapia a base de plantas que pueden elevar levemente tus valores de testosterona y pueden ser una buena opción en tu caso.

Como todos los preparados naturales, se requieren unos tres meses para que puedas sentir los efectos. Existen productos naturales y suplementos que cuentan con evidencia científica y pueden ayudarte a mejorar el deseo aumentando un poco la producción de testosterona y tu energía como la trigonella, la angélica, la damiana, el ginseng, la maca andina y combinaciones de ellas con vitaminas.

Es una opción que puedes explorar de la mano de tu especialista si prefieres algo más natural.

Otras rutinas y hábitos que favorecen tu vida sexual:

- El ejercicio físico, en especial el de fuerza, es ideal, pues ayudará a elevar tus niveles de testosterona y a sentirte mejor anímicamente.

- Pilates, yoga o cualquier ejercicio que trabaje y oxigene la zona pélvica ayuda a tu vida sexual. Dentro del yoga, mi preferido es el yoga tantra, incluso hay clases de tantra que nos ayudan a trabajar la energía sexual, un aspecto de nuestra existencia que hemos pasado por alto durante toda la vida en el caso de muchas mujeres.
- Fisioterapia del suelo pélvico: acudir a un experto puede mejorar contracturas, dolor pélvico crónico, prolapsos, incontinencia urinaria u otros problemas.
- Terapia sexual de pareja: durante estas sesiones guiadas por un sexólogo o terapeuta de pareja puedes mejorar tu vida sexual y tu relación. Cuanto más temprano des el paso, mucho mejor.
- La comunicación es la herramienta estrella para mejorar la vida sexual: ¿qué te gusta?, ¿qué no te gusta?, ¿qué cambiamos?, ¿qué añadimos?, ¿cómo me siento?, ¿qué espero? Recuerda tener las conversaciones fuera de la cama, en cualquier otro lugar.
- Disfrute: la energía sexual es muy poderosa. Nos vuelve más creativas y atractivas, y se activa cuando disfrutamos de la vida, cuando nos abrimos al placer de todo tipo. Con el tiempo y la rutina, sin querer, vamos dejando de lado el disfrute, hacer cosas solo por diversión, y todo se vuelve un objetivo por alcanzar. Esto aniquila nuestra energía sexual. Disfruta de un baño relajante, de tu imagen en el espejo con una ropa que te encante, de aplicarte una crema hidratante, de los abrazos, de una comida. Eso le abre la puerta al placer y nos relaja.
- Juguetes sexuales: hay una amplia gama de juguetes con muchas funciones que pueden aderezar la relación, cambiar la dinámica aburrida en la que a veces caemos, que es una de las asesinas del deseo. En ocasiones no variamos por miedo a ser juzgadas, pero la perimenopausia es tu oportunidad para redescubrir tu energía sexual.
- Lubricantes: son indispensables en caso de sequedad vaginal o poca lubricación. A medida que pasa el tiempo, lubricamos menos de forma natural. No lo veas como que tienes un problema,

es algo natural y, si quieres una relación satisfactoria, es importante que todo esté húmedo.

• Disfruta del camino: el orgasmo está muy bien, pero no tengas prisa, disfruta del viaje y los paisajes. Muchas personas tienen en mente que una buena sexualidad es alcanzar el orgasmo. Si no lo hacen, se frustran. De hecho, toda la relación gira en torno a llegar al clímax. Si cambiamos el foco y simplemente nos abrimos a disfrutar de cada caricia, las sensaciones, el compartir el momento, sentirnos libres y desconectar de la mente para irnos al cuerpo, entonces ya estarás mejorando tu vida sexual. Y, de repente, sin buscarlo, como todo lo que no presionamos, el placer aparecerá.

Acerca de la energía sexual

Siempre le solemos achacar nuestros problemas de bajo deseo a la rutina, a llevar muchos años con la pareja, a los hijos, las obligaciones, el estrés de la vida moderna. Confieso que yo era una, hasta que un buen día encuentras a una mujer que te comenta: «Es que llevo seis meses casada y estoy superenamorada e ilusionada, pero…».

Entonces se nos caen todos esos argumentos que a veces sirven de excusa y nos ponemos a buscar soluciones de verdad, más allá de hacer sentir a las personas que no se esfuerzan demasiado para merecer esa pasión que echan de menos.

¿Y si de verdad trabajamos para ayudar a las mujeres sin juzgarlas? A ningún hombre se lo cuestiona por tener disfunción eréctil. Se le ofrece una solución y listo. Las mujeres merecemos ese mismo trato. Todas estas situaciones me han hecho pensar. Todo esto me mueve a seguir investigando.

Historias de mujeres inspiradoras

Sofía recuperó su vida sexual. No fue inmediato. Estuvimos varios meses trabajando en optimizar sus valores hormonales con paciencia. Ella se implicó en su sexualidad, sostuvo conversaciones adecuadas con su pareja que los ayudaron a crecer, a unirse y a entenderse más. Hoy en día disfruta de sus orgasmos bien merecidos y eso le ha devuelto la seguridad, la autoestima y la confianza.

Nunca subestimes el poder de los orgasmos. Es nuestro derecho y son una medicina para mente, cuerpo y espíritu.

Una querida paciente estrella que solía recibir terapia hormonal y testosterona me escribió un día para contarme que, en vista de que ya no podía viajar más para encontrar la terapia que recibía, se vio sin herramientas y sin esperanza. Eso hizo que investigara en profundidad acerca de otras opciones a su alcance. Encontró un curso online llamado «La sexualidad consciente», de Mary Pili Ojeda, y esto la ayudó muchísimo a descubrir su energía sexual y a conectarse con esta.

Me escribió con mucho cariño para decirme que había hecho este curso y usaba un dispositivo cuántico y estas dos cosas la habían ayudado a lubricar más, recuperar su sexualidad y dejar de resignarse, ya que no era factible recibir la terapia hormonal.

Con esta historia quiero llenarte de esperanza, decirte que cada mujer es capaz de redescubrir su sexualidad y que hay opciones para todas. La perimenopausia es una gran oportunidad para profundizar en tu sexualidad, para entender cómo puedes mejorar tu salud sexual, para experimentar orgasmos sola o en pareja, para entender que tu energía sexual sigue estando allí y la puedes despertar entendiendo tu cuerpo, mejorando tu salud hormonal y explorando nuevas sensaciones.

Muchas mujeres han descubierto una nueva faceta en la perimenopausia. Quizá la vida con su vertiginosa velocidad no les había dado el tiempo necesario para conocerse. Habían actuado complaciendo a todo el mundo sin saber exactamente lo que les daba placer.

Muchas mujeres no se atrevían a pedir aquello que las complacía, no habían sentido un orgasmo o sufrían en silencio dolor. Muchas de ellas escucharon algo que las movió a buscar soluciones, a entender que no debían resignarse. Que eso que ellas habían normalizado durante años no era normal.

La vida sexual es parte de la salud integral. Siempre se puede mejorar. Nuestras hormonas tienen un papel protagónico para que ocurran relaciones sexuales satisfactorias; asimismo, todos los elementos de una salud estrella pueden influir de forma positiva si los trabajamos: alimentación, deporte, descanso, gestión del estrés, vínculo y comunicación con la pareja, conexión con nosotras mismas y salud en general.

Deseo para ti una vida sexual plena durante todos los años que la vida te permita vivir. Deseo tener cada año más respuestas y que sigamos apoyando a otras mujeres que lo necesitan.

Que disfrutes mucho de tu energía sexual.

Capítulo 7

Estoy irritable, no tolero el estrés y me cuesta concentrarme. Mi memoria ya no es la de antes

TU OPORTUNIDAD PARA PRIORIZAR TU SALUD MENTAL

Nuria notaba un cambio en su forma de ser. Se sentía irritable, lloraba con frecuencia frente a situaciones que antes no le generaban mayor problema.

Me siento desbordada. Soy madre de dos adolescentes y me encargo del cuidado de mi madre porque está en la cama por una fractura de fémur. Tiene osteoporosis.

Siempre he sido una mujer muy resiliente, pero ahora no me noto la de antes, no me reconozco. Me siento frágil, no me veo con la fuerza necesaria para sacar adelante a mis hijos y afrontar mis obligaciones habituales: la casa, el trabajo, su educación, la salud de mi madre... y me encuentro en un momento donde sé que mis hormonas me están afectando. Tengo ciclos irregulares desde hace 8 meses, la regla me ha cambiado y duermo mal.

Sobre todo, los días premenstruales me encuentro peor. Salto a la primera, estoy muy reactiva y sobredimensiono los problemas. Mi mente no para de rumiar y es agotador, porque no me dice nada bueno. Fui a mi médico de cabecera y me contestó que no tenía nada que ver con perimenopausia porque aún tengo reglas. Me ofreció antidepresivos. ¿Hay algo que pueda hacer para sentirme mejor?

Nuestras hormonas condicionan la manera en la que vemos el mundo, todo es un asunto de neurotransmisores. En efecto, cuando nuestros ovarios comienzan a disminuir la producción de estrógenos, progesterona y testosterona, muchas mujeres tenemos la sensación de que el cristal mediante el que observamos el mundo está sucio. Muchas veces no nos permite ver las cosas con claridad.

Imagínate que un día te levantas y te han cambiado el filtro de colores con el que observas la vida. En lugar de ver tonos intensos, todo se vuelve gris. Cada problema se convierte en un desafío. Magnificamos cada situación que nos ocurre. Nos sentimos abrumadas cuando antes no nos sucedía.

¿Por qué hay una conexión tan estrecha entre las hormonas, nuestro mundo emocional y la salud mental?
Porque las hormonas regulan nuestros neurotransmisores. Quiere decir que, según la cantidad que tengamos de determinada hormona, nuestro estado emocional puede cambiar.

Durante la perimenopausia, los niveles de **estrógenos** y **progesterona** comienzan a fluctuar de forma impredecible. Estas hormonas no solo regulan el ciclo menstrual, sino que también desempeñan un papel esencial en numerosas funciones cerebrales, desde el apetito, el sueño, la memoria y el deseo sexual hasta nuestra actitud ante la adversidad.

Los estrógenos, principalmente el estradiol producido por nuestros ovarios durante la ovulación, modula la actividad de neurotransmisores clave para el estado de ánimo, la motivación y la memoria, como serotonina, dopamina y acetilcolina. Es muy probable que recuerdes algún momento de tu vida en que te sentiste especialmente sensible, con ganas de llorar por todo y sin energía. De esos días en los que el mejor plan es sofá y mantita. De esos momentos en los que no quisiste ni salir de casa y te dio por el chocolate. Luego te diste cuenta de que al siguiente día te vino la regla. El clásico «bajón premenstrual».

La explicación de esos bajones tiene que ver justamente con la disminución brusca de los niveles de estrógeno. Esto sucede debido a que el cerebro detecta que no ocurrió el embarazo en ese ciclo y baja la producción hormonal, lo que da lugar a la menstruación para que empiece un nuevo ciclo.

Al tener menos estrógenos producimos menos serotonina. Por eso nos podemos sentir tristes o irritables. También podemos experimentar cambios de humor repentinos. Esto nos lleva a sentir mucho malestar. En algunas ocasiones respondemos mal a nuestros seres queridos, lo cual hace que experimentemos una terrible sensación de culpa y pérdida del control de nuestras emociones.

Además, disminuye la progesterona que, como te expliqué en el primer capítulo, es «la hormona Bob Marley», ya que, al pasar al sistema nervioso, se transforma en alopregnenolona y estimula el sistema GABA, lo cual produce calma y relajación, y nos ayuda a descansar, a relajarnos y a dormir. Por eso, cuando el ovario deja de producir progesterona en el cuerpo lúteo porque no hubo embarazo, cae drásticamente esta hormona. Esta es la causa de que podamos sentirnos más irritables o reactivas.

La perimenopausia puede vivirse como un síndrome premenstrual amplificado

«Lo que más echo de menos de mis ciclos de antes era esa sensación de liberación y calma que se producía cuando me venía la regla. Ahora siento que todo el tiempo estoy premenstrual, pero nunca se acaba», me dijo una querida paciente.

Una de las cosas que me explican muchas mujeres es que antes solían tener algunos días con ciertas molestias premenstruales. Las típicas cosas que conocemos: encontrarnos un poco más hinchadas, más cansadas, más sensibles o tener más apetencia por carbohidratos, dulces o chocolate, por ejemplo. Pero el resto de los días del ciclo solían encontrarse bien, rendían genial en el trabajo y en su vida diaria. Al llegar a la fase más tardía de la perimenopausia, cuando nos acercamos a la última regla, los días «malos» parecen aumentar para muchas mujeres.

Muchas veces no llegamos a ovular debido a que nos quedan pocos óvulos. En caso de que ocurra la ovulación, no se suele producir un ciclo regular porque la fase lútea no es tan eficiente como antes. Todo esto tiene como consecuencia menos progesterona, menos estrógeno y ausencia de ese pico de testosterona que ocurría con la ovulación.

Si le añadimos otros factores, como falta de regulación del sistema nervioso, más estrés o rutinas que no favorecen nuestros ritmos circadianos, como pocas horas de sueño, largas jornadas de trabajo, poca exposición a luz natural por estar encerradas en despachos con luz artificial todo el día, menos movimiento por pasar muchas horas sentadas y conectadas a pantallas, factores estresantes como hijos adolescentes, un trabajo que no nos gusta, problemas económicos o síndrome del nido vacío (que te explicaré mejor en el onceavo capítulo), tenemos una combinación muy desfavorable para la salud, con lo que aumentan los riesgos de experimentar problemas de salud mental.

La combinación de cambios hormonales más hábitos poco saludables puede abrirles la puerta a los problemas de salud mental. Es importante que seamos conscientes de esta realidad. Cada día escucho a mujeres que se sienten desbordadas, con sensación de pérdida de control sobre sus vidas, continuamente estresadas y con muy poca validación, tanto de nosotros los profesionales, responsables de ayudarlas, como de su entorno más cercano. Somos el país prescriptor número uno en el mundo de ansiolíticos y antidepresivos. Muchas mujeres acuden a una consulta para comentar sus preocupaciones, lo que les ocurre, todos esos síntomas que afectan a su salud mental, y muchas de ellas salen de allí con una receta de antidepresivos o ansiolíticos.

A menudo no se piensa en la conexión tan fuerte que existe entre nuestras hormonas y las emociones. Si así fuera, en lugar de paliar los síntomas con un psicofármaco, ofrecerían soluciones hormonales a quienes puedan y quieran recibirlas.

Cuidar de tu salud mental es una prioridad en tu perimenopausia

La perimenopausia es una gran oportunidad para comenzar a hacer terapia psicológica, pues todas tenemos cosas que trabajar. Muchas de nosotras no recibimos ninguna herramienta de gestión emocional. La mayoría arrastramos heridas no sanadas, dolor, algún resentimiento, rencor, algún conflicto familiar no resuelto, en definitiva, heridas de la vida.

Muchas de estas se reavivan y muchos traumas salen a flote durante esta etapa de tantos cambios. Si te sientes más triste de lo habitual, si no tienes ganas de levantarte de la cama por la mañana, no quieres comer o lo haces para calmarte emocionalmente, si sientes que has perdido la ilusión, el rumbo e incluso las ganas de vivir, por favor, busca ayuda de inmediato. De eso se puede salir. Es un problema de salud como cualquier otro, no sientas vergüenza de pedir ayuda ni de buscar compañía. Háblalo con tus seres queridos porque te van a apoyar y esta tormenta pasará con los cuidados adecuados, con paciencia y con la ayuda de todos los recursos de los que disponemos.

La terapia hormonal ha mejorado la salud mental de muchas de mis pacientes que se sentían tristes todo el tiempo. Muchas veces se requiere de ayuda de una psicóloga o psiquiatra, e incluso recibir antidepresivos. Lo más importante es que no sientas que eres tú la que está mal. Puede ser que tu vida sea hermosa, que tengas una pareja que te quiere, incluso hijos, un buen trabajo y muchos motivos para estar bien, pero la depresión puede ocurrir por un desequilibrio en nuestros neurotransmisores. Es como si en tu cerebro se hubiera desactivado el botón de estar alegre, ilusionada, de experimentar todas esas emociones que tanto nos gustan.

Cuando disminuyen tan drásticamente los estrógenos, también lo hacen las endorfinas, la dopamina, la oxitocina y la serotonina en nuestro cerebro. Por eso hay tantas mujeres que me explican que se sienten decaídas y que no tienen ganas de nada. Es un asunto bioquímico y puede mejorar considerablemente con un adecuado enfoque que combine los mejores recursos de la ciencia con tus hábitos y un estilo de vida saludable.

¿Qué puedo hacer para amortiguar estos cambios hormonales y recuperar el bienestar emocional?
Lo que más nos ayuda es entender lo que está sucediendo. Esto nos permite darnos cuenta de que nuestras hormonas son las verdaderas causantes de esos estados de ánimo. Estoy convencida de que lo más doloroso para una mujer es el desconocimiento de todos estos cambios.

Comprender nos alivia. Lo he escuchado y leído en mensajes de cientos de mujeres. «Ahora ya me siento más tranquila, gracias por explicarlo». Este es probablemente uno de los principales motivos que me llevó a la divulgación y a escribir libros. Entender que las mujeres necesitamos comprender cómo funcionan nuestras hormonas y qué herramientas utilizar para que, cuando lleguen estos cambios, podamos gestionarlos de la mejor manera en lugar de sufrirlos en silencio pensando que nos hemos vuelto locas.

El estilo de vida tiene un gran impacto en tu salud mental

Mantenernos activas a través del ejercicio de fuerza, combinado con el cardiovascular, andar a diario y añadir más movimiento a nuestro día ayudan a mantener nuestros neurotransmisores equilibrados.

Cuando te sientas mal, te des cuenta de que estás irritable, que estás reaccionando o que te sientes decaída, respira, recuerda que es un asunto de neurotransmisores y vuelve a tu lista de actividades que te devuelven al equilibrio.

Las pantallas y la salud mental

Vivimos en una época en la que estamos continuamente expuestas a pantallas. Muchas de nosotras tenemos profesiones en las que desarrollamos gran parte de nuestra actividad mediante conexiones digitales: sesiones online, actividad en redes sociales, e-mail..., lo cual implica pasar bastante de nuestro día conectadas al móvil, al ordenador, a la tablet. Recibimos notificaciones durante la jornada y muchos más estímulos de los que nuestro cerebro quizá está preparado para gestionar.

Siempre converso esto con mis pacientes. Los móviles son muy adictivos. Una vez nos hemos acostumbrado a usarlos, es un acto de resistencia soltarlos. Cada vez salen más estudios en los que se habla de los efectos nocivos que el abuso de las pantallas puede tener para la salud mental. Cuando alguien escribe un comentario en una red social genera en nosotras una emoción. También existe la tendencia inconsciente a compararnos y nos hace daño.

Aprender a ponernos límites sanos con el uso de dispositivos electrónicos es una prioridad. Sé que no es fácil, pues implica desacostumbrarse a todo lo que hemos aprendido. Nosotras crecimos en un mundo sin teléfonos inteligentes, sin IA. Tuvimos que ir a la biblioteca a consultar muchos libros para encontrar la información que necesitábamos para el trabajo del cole.

Nuestra infancia fue muy tranquila, aprendimos a convivir con el aburrimiento. Estoy convencida de que, si nos lo proponemos, lograremos tener una relación beneficiosa con las redes sociales, los móviles y las pantallas en general. Las usaremos como un instrumento, como un facilitador. No como un sustituto de los estímulos reales, de la interacción humana, los abrazos, los atardeceres y las conversaciones distendidas en una sobremesa con gente querida.

Ponte horarios para el uso del móvil, quita las notificaciones, los sonidos, no lo tengas en la mesa de trabajo, sácalo de tu habitación. No lo cojas cada vez que sales, no lo conviertas un apéndice de tu cuerpo.

TDAH y perimenopausia

«Necesito ser una adulta funcional» —me dijo con gran preocupación una querida paciente estrella—. No logro concentrarme en ninguna tarea, no termino lo que empiezo, me cuesta realizar mi trabajo, me distraigo con facilidad, estoy dispersa. Creo que tengo TDAH».

Hay mujeres que llevan toda su vida sin saber que tienen TDAH, que están dentro del espectro autista u otras condiciones en las que su cerebro «opera de un modo diferente». Al expresarse distinto en mujeres, muchas veces no tienen diagnóstico y llevan años haciendo lo posible para adaptarse a sus actividades educativas, al trabajo y a la sociedad.

Las mujeres cuyos cerebros son neurodivergentes pueden volverse más susceptibles a los cambios hormonales de la perimenopausia. Los cambios en los estrógenos y la disminución de progesterona pueden empeorar sus síntomas y hacerles cada vez más difícil adaptarse a las actividades que antes realizaban.

Si sospechas que este puede ser tu caso, es importante que te realicen un estudio. Te harán unas pruebas para valorarte y te darán herramientas para que tengas más tranquilidad y gestiones todo con mayor facilidad.

Te recomiendo estas sencillas pautas aparte de todas las recomendaciones del estilo de vida:

- Procura mantener tu ambiente de trabajo muy ordenado, minimalista, con pocas cosas y todo fácil de ubicar.
- Elabora esquemas sencillos de las actividades que tienes cada día y prioriza, no metas demasiadas tareas en un día. Esto ya nos viene bien a todas: menos es más.
- Cuando te sientas saturada, intenta tener rituales o rutinas que te ayuden a desconectar, como paseos por la naturaleza, respiración profunda o una simple siesta en medio de la jornada si puedes hacerla.
- Valora recibir terapia hormonal. Hay un pequeño grupo de mujeres que pueden tener mayor sensibilidad a la progesterona y a los anticonceptivos. Lo expliqué con más detalle en el primer capítulo, pero hay alternativas si es tu caso.
- Sigue una alimentación antiinflamatoria: alimentos ricos en triptófano, vitamina B6 como plátano, pavo y legumbres que ayudan a fabricar serotonina.
- Toma magnesio: cacao puro, espinacas, semillas y también te recomiendo un suplemento de magnesio que puedes tomar por las noches para complementar el aporte de alimentación.
- Come omega-3: pescados azules, nueces pecanas, semillas para inclinar la balanza hacia que haya menos inflamación. Revisa tus valores de vitamina D.
- Haz una lista de todas las herramientas que te ayudan a regularte emocionalmente:
  – Realizar diez respiraciones conscientes, meditar, yoga...
  – Terapia.
  – Caminar por un parque sin móvil, solo observando los árboles y el paisaje.
  – Escuchar una determinada *playlist* que te ayude a cambiar el estado de ánimo.
  – Llamar a una amiga o amigo que siempre te hace reír.
  – Escribir en un diario sobre cómo te sientes.
  – Bailar un rato.
  – Personalizar tus propias herramientas de gestión emocional.

A mí, por ejemplo, me ayuda mucho bañarme en el mar. Es una gran terapia de cuerpo, mente y espíritu para mí cuando estoy muy sobrecargada de responsabilidades o después de trabajar varias horas frente al ordenador. Tengo la fortuna de poder hacerlo porque vivo muy cerca de él.

En esos días en que sabes que estás un poco más vulnerable, no te sobrecargues de responsabilidades ni te exijas determinadas tareas. Si no puedes evitarlo, sé compasiva contigo. A veces lo mejor que podemos hacer es ajustar el ritmo y tener paciencia con nosotras mismas y nuestros cambios hormonales.

Cuida tus rutinas de sueño como si fueran una medicina, porque de hecho lo son. Dormir permite que nuestro cerebro se limpie, que el sistema operativo se reinicie, que nuestras neuronas se desinflamen y recarguemos la energía. Cuando tenemos horarios locos, no dormimos las horas mínimas necesarias, trasnochamos y amanecemos como si tuviéramos resaca; estaremos de peor humor, con menos paciencia y empeorarán nuestras habilidades, memoria y atención.

Uno de los hábitos más poderosos para la salud mental y para proteger nuestro cerebro del deterioro cognitivo y enfermedades degenerativas es dormir entre siete y ocho horas de promedio. Esto es algo que no podremos sustituir ni con el mejor de los suplementos ni la mejor terapia hormonal. Esta te ayudará a dormir mejor si tienes insomnio por culpa de la disminución de hormonas; el suplemento potenciará tu descanso siempre y cuando respetes tus hábitos e higiene del sueño. Eso no es negociable. De hecho, es una de las cosas que tu «yo» saludable del futuro te agradecerá en una, dos o tres décadas: haber priorizado tu descanso.

Mi memoria ya no es la de antes. Tengo niebla mental.
¿Qué puedo hacer?
Marisa había consultado al neurólogo porque su memoria estaba fallando en los últimos meses.

Yo solía tener una gran memoria. No necesitaba anotar nada, me acordaba de cada uno de mis clientes, de los cumpleaños, de todos los pendientes, y todo el mundo me decía que ese era mi superpoder, pero eso también está cambiando.

De pronto me encuentro en la nevera sin recordar qué es lo que vine a buscar. Estoy haciendo alguna tarea y no la finalizo. Me distraigo, empiezo a hacer otra cosa y al final de mi jornada no he acabado todo lo que tenía pendiente ese día.

Siento que mi cerebro no funciona igual que antes y me asusta mucho. Mi madre tuvo alzhéimer, por eso acudí sin dudarlo al neurólogo.

Me hizo todas las pruebas y el resultado fue normal. Escuché en uno de tus pódcasts que nuestro cerebro se moldea en la perimenopausia y que empiezan a ocurrir muchos cambios que pueden afectar a nuestras habilidades cognitivas.

En nuestro cerebro hay un montón de receptores de hormonas. Los estrógenos participan en muchas funciones como regular los neurotransmisores; la serotonina, la dopamina y la acetilcolina tienen efectos antioxidantes y antiinflamatorios sobre las neuronas, ayudan a que el cerebro utilice la glucosa como fuente de energía y favorecen la plasticidad neuronal.

El estrógeno tiene un papel neuroprotector, ya que favorece **la plasticidad sináptica, la formación de nuevas conexiones neuronales y la regulación del estado de ánimo.** Su disminución afecta a zonas clave como el hipocampo, que es el centro de la memoria y el aprendizaje. Cuando disminuye, nuestro cerebro tiene que adaptarse. Ayudarlo con todas las herramientas que te doy en este libro hará esa transición más amable y te ayudará a prevenir el deterioro cognitivo.

Todo esto explica por qué podemos tener esos olvidos, niebla mental, sentir que nos cuesta realizar nuestro trabajo, concentrarnos o lidiar con la carga mental que antes tolerábamos. Sabemos que la terapia hormonal cuando se inicia de manera temprana podría mejorar estos síntomas, pero aún falta más investigación. Todavía no lo sabemos todo. Si no puedes recibir terapia hormonal o no quieres, existen otras opciones para cuidar de tu cerebro. Actualmente hay mucha evidencia acerca del papel de la creatina para mejorar los síntomas de deterioro cognitivo. Es una herramienta segura que puedes considerar.

El ejercicio, tanto de fuerza como cardiovascular, ayuda a proteger nuestro cerebro. Es lo más parecido a una panacea. Ya sabes, a moverte más para cuidar tu cerebro.

Paz mental: el mayor deseo de las mujeres de más de 40 años

Recomendaciones estrella para tener paz mental:

- **Anota todo.** Lleva siempre una libreta contigo, ten una en la cocina, otra en el escritorio y una en la cartera. Sobre todo, ten una libretita en la mesilla de noche para que cuando te vengan esas preocupaciones antes de dormir, las apuntes y las saques de tu mente. También puedes anotarlas en el bloc de notas de tu móvil o en tu chat personal de WhatsApp. Libera tu mente de la carga tan pesada que llevas encima durante años.
- **Delega.** A mí me ha costado mucho trabajo aprender a delegar. Estaba acostumbrada a hacer las cosas yo, por no querer sobrecargar a otras personas, por pensar a veces que solo yo podría hacer tal o cual tarea. La realidad es que hay que delegar para estar en paz. No podemos hacerlo todo solas. Esto te va a regalar tiempo libre para descansar, para ocuparte de tu autocuidado, para no vivir desbordada.
- **No intentes complacer a todos.** Es un desgaste tremendo e imposible, así que aprovecha la gran oportunidad que nos da la perimenopausia para decir «no» a las cosas que no podemos o

no queremos hacer. Suelta, quítate presión de encima de los hombros, ser imperfectas también es ser libres.

- **Permítete ser imperfecta y no llegar a todo.** Las mujeres reales tenemos defectos, somos imperfectas y no llegamos a todo. Lo demás es ciencia ficción. Todas estamos atravesando diferentes desafíos y aprendiendo a vivir.

- **No juzgues, no te juzgues.** Si hay algo que nos roba energía y paz, es el juicio continuo. Aprendemos a juzgar casi sin percatarnos y a opinar de la vida ajena con mucha ligereza. Esto es muy frecuente en lo que a salud femenina se refiere. Las mujeres solemos ser juzgadas por todo. Si decidimos ser madres o no, si usamos determinado método anticonceptivo, si lucimos de determinada manera, si queremos parir con peridural, si damos el pecho o no, si decidimos recibir terapia hormonal o si decidimos dejarnos las canas, todo, absolutamente todo lo que hagamos, será juzgado por alguien que cree saber más que nosotras sobre cómo llevar nuestras vidas.

  Quizá el mejor modo de hacernos inmunes a esto es dejar de juzgar poco a poco. Entender que no hay una forma única de vivir la vida y que cada una hacemos lo que creemos que es mejor para nosotras. Intentar respetar la manera de actuar de cada una, aunque no estemos de acuerdo, nos dará mucha paz.

  Podemos disfrutar de momentos de paz en nuestro día a pesar de que estemos enfrentando grandes desafíos.

La técnica de los dos minutos mágicos

Hace muchos años yo solía pensar que, si había algún problema grave en el mundo, en mi familia, en mi entorno..., entonces no podía permitirme disfrutar de las pequeñas cosas agradables de la vida, como si estuviera prohibido. Era una forma de irme a los extremos: si pasaba algo bueno, lo vivía con gran alegría y, si pasaba algo malo, por el contrario, me hundía en la tristeza. Una maestra de yoga me enseñó que la clave está en encontrar el equilibrio, tratar de mantenernos en un punto intermedio entre hundirnos y venirnos arriba. Lo que mi amiga Patri llamaría «vivir con serenidad», tanto lo bueno como lo malo.

Ese aprendizaje lo he ido trabajando a lo largo de los años, hasta el punto de que a veces he tenido días muy complicados y en medio de la tormenta intento buscar un «momento mágico» en la jornada que me devuelva a la gratitud y a apreciar los milagros de la vida. Por ejemplo, hace unos días, escribiendo, tuve una contractura muscular por una mala postura y eso me causó un dolor de cabeza muy intenso. Ese día decidí dar una caminata para ver si se aliviaba el dolor poco a poco y me relajaba. Entonces, mientras caminaba, pude contemplar un grupo de pajaritos que jugaban en un árbol. Apreciaba las flores, la luz del día y, entre esos pequeños regalos, me iba sintiendo agradecida. Es algo así como lo que llaman «bailar en medio de la tormenta». Encontrar la belleza en lo cotidiano, aunque no estemos en nuestro mejor momento.

Una de esas mañanas de muchas prisas, tenía que llegar al autobús para ir a la consulta e iba corriendo. De pronto, fui consciente de lo hermosa que estaba la mañana y pensé: «Aún tengo dos minutos». Respiré y me permití parar, agradecer, disfrutar sin culpa de ese instante mágico. Te invito a practicar este hábito esos días en los que no te alcance para todo.

En tan solo dos minutos puede cambiar nuestra energía. Siendo conscientes de la maravilla de estar vivas, podemos parar, respirar y apreciar lo que somos, la belleza que nos rodea, la bendición de estar con vida. Un hábito tan sencillo como este te devolverá a la gratitud incluso en medio de un gran desafío.

Este recurso te ayudará cada vez que tu mente no esté al cien por cien y te sientas abrumada con tantas cosas por gestionar. Piensa que tu cerebro está cambiando, se está transformando y no quiere que le agobies, sino aprender a priorizar lo importante. Y, por supuesto, **lo más importante eres tú**.

Marisa mejoró sus síntomas cognitivos. Tomó conciencia de cuidar sus hábitos y priorizar su paz mental por encima de todo. Decidió iniciar fitoterapia, suplementación, entrenamiento de fuerza y meditación diaria. Le llevó unos meses observar los efectos. Entender que es un proceso y que necesita algo de tiempo y paciencia nos permite llevarlo con una mejor actitud, sabiendo que la perimenopausia es cambiante y encontrar tu propia combinación para sentirte óptima puede requerir ajustes.

Acción para una perimenopausia estrella:

- Realiza tu propia lista de herramientas para esos momentos.
- Cuida tu higiene del sueño, alimentación y actividad física.
- Te invito a practicar la escritura terapéutica o *journaling* cuando te sientas que no eres tú. Verás que es liberador y te ayudará mucho.
- Ten una conversación con tus seres queridos si sientes que tus hormonas te afectan en determinados días y eso te causa malestar.
- Valora iniciar terapia si sientes que en tu caso necesitas trabajar algún aspecto que te causa dolor, malestar o que se detona cada vez que estás en pleno momento de hormonas en caos.
- Si conoces a alguna mujer que esté sufriendo por síntomas similares a los tuyos, causados por cambios propios de la perimenopausia, ejerce de portavoz, explícale que hay un movimiento llamado «**la perimenopausia existe**» y que no todo está en su cabeza. Solo con eso ya la estás ayudando, a ella y a todas las personas de su entorno, a transformar la consciencia universal.

Capítulo 8

Tengo miedo a deteriorarme, no reconozco mi imagen en el espejo

Tu oportunidad para tener la libertad de verte como a ti te dé la gana

Un día escribí una reflexión en mi cuenta de Instagram hablando de la importancia de la paciencia. Dije que los cambios de nuestro cuerpo eran lentos, intentando expresar que no tuviéramos prisa en ver los resultados de los hábitos que estábamos incorporando, que mantuviéramos la confianza en el proceso sin desesperarnos, aunque sé que al principio puede ser algo difícil. Y una querida paciente me escribió estas palabras: «Querida doctora, con eso de que los cambios son lentos no estoy de acuerdo. Yo estoy observando demasiados cambios y todos muy rápidos».

Estas son las palabras que escucho de la boca de tantas mujeres que observan, al igual que yo también lo he sentido, cómo cambia nuestro cuerpo: nuestra piel se seca, el cabello puede volverse más fino, frágil y escaso, la flacidez aumenta, así como muchas veces hay mayor retención de líquidos tanto en piernas como abdomen. Son muchos cambios y todos parecen venir de golpe.

La combinación de los cambios hormonales y el paso natural del tiempo suele notarse en estas áreas que tanto nos preocupan a las mujeres: el pelo, la piel, las uñas…, nuestro aspecto físico en general. Puede sonar como una frivolidad. A menudo se toma como algo superficial de personas que tienen la vida resuelta y deberían dejar de preocuparse por estas «chorradas»; sin embargo, me atrevo a defender tu preocupación porque como mujer también la vivo y no soy ninguna persona superflua.

Además, estoy aquí para darte soluciones; ningún profesional u ninguna otra persona debería juzgarnos por preocuparnos por nuestro aspecto físico. Es parte de nuestra imagen, de cómo nos vemos y presentamos al mundo. Vernos bien mejora nuestro estado de ánimo. Sea cual sea el significado que tenga para ti «verte bien», que es muy individual. Lo importante es que tú te sientas cómoda con tu cuerpo, con la imagen que observas cada mañana en el espejo y que te sientas orgullosa de ti, a gusto con tu vida. Eso es salud integral.

Recuerdo durante la pandemia que después de unos días de estar confinados en casa, sin poder salir a la calle, todos en pijama, sin necesidad real de vestirnos para ir a trabajar o al cole, llegó un día en el que dije: «¡Basta!». Me vestí, me pinté los labios de rojo y me perfumé. Solo ese cambio transformó mi estado de ánimo. Comencé a sentirme con más energía e ilusión por el día. Vernos bien ayuda a sentirnos bien y no tiene que ser complicado, simplemente se trata de un sencillo acto de amor hacia nosotras: un corte de pelo, unos pendientes que te gusten, vestir de un color alegre…, cualquier detalle sencillo puede ayudarnos a sentir bienestar.

La perimenopausia es una gran oportunidad para descubrir de qué manera te quieres presentar al mundo. Qué estilo te gusta realmente. Porque muchas mujeres han pasado toda su vida intentando ser lo que los demás esperan de ella, complacer los cánones establecidos por la socieda, y así, se han creado un personaje y se acostumbraron a ese papel.

Muchas veces no nos atrevemos a vestirnos como en realidad nos gustaría por miedo al juicio, a no encajar, a que nos critiquen. «Ese vestido es muy ajustado para tu edad», «Esa melena no te queda bien, córtate el pelo», «Las canas te envejecen, tíñetelas», «El pelo teñido es una esclavitud, déjate las canas y acepta tu edad», «Las mujeres que usan bótox no se aceptan y son falsas» o «Deberías vestir más discreta» son expresiones que escuchamos con mucha frecuencia. El juicio está por todos lados, diciéndonos qué hacer.

> Luce como te dé la gana, te van a criticar igualmente.

Eres única. Tu único trabajo ahora es definir tu estilo, tu manera de ver la vida y ser fiel a ti, solo a ti. Eres la única persona a quien rendirle cuentas. Vive la vida a tu manera, luce como te sientas cómoda, guapa, fiel a ti misma. Los prejuicios de los demás no son nuestra responsabilidad.

Hacernos tratamientos estéticos no nos hace peores ni mejores personas. Simplemente es una elección. Una posibilidad para quien quiera hacerlos y pueda pagarlos. He visto a tantas mujeres demonizar a otras por hacerse «retoques», soltar comentarios de odio y anular a otras personas por realizar un tratamiento que pienso: «¿Quiénes somos para determinar de qué manera se envejece con mayor dignidad?».

No somos moralmente superiores por llevar canas ni por teñirnos. Tampoco por tener arrugas ni por parecer tener 35 a los 50 años. No existe una manera única de envejecer, y dividirnos en bandos solo nos roba paz. Vivamos y dejemos vivir. Seamos más compasivas, pongamos el foco en lo bonito que tiene cada una. Eso es verdadera sororidad.

Si a ti te hace más feliz hacerte un tratamiento estético, acude a un buen profesional con experiencia. Eso es lo único importante. No busques la aprobación de otras personas. Si estas cosas no te gustan, no te hacen sentir cómoda, también está bien. El tiempo pasará igual para todas. No podremos congelarnos y, aunque cada vez hay más opciones para atenuar el envejecimiento, entrar en una lucha por querer «congelarte» y parecer de menor edad te robará la energía necesaria para disfrutar de todo lo bueno que tiene hacernos mayores. Ganarás seguridad, experiencia. Vivirás la vida desde la gratitud de estar viva y sana cada día, de ser útil y ofrecer al mundo lo que eres.

La sociedad ha fallado en enseñarnos a abrazar el envejecimiento, porque este no va de la mano del deterioro. Lo rechazamos y nos resistimos; eso hace que mirarnos por la mañana en el espejo pueda volverse un sufrimiento: «Una arruga nueva», «Mira qué pelo», «Se me cae la cara». En ese duelo por el cambio físico, atenuable pero inevitable, se nos va la energía que íbamos a usar para disfrutar del día.

Creo que la perimenopausia y los años que vendrán nos invitan a «salir del cuerpo» y a proyectarnos desde el alma. Nuestra energía de disfrute es bella, magnética y atractiva. Si tú te amas y te sientes a gusto, eso es lo que los demás percibirán de ti.

> Define tu estilo, mírate en el espejo cada mañana, háblate bonito, disfrútate y empezarás a disfrutar de la belleza que hay en cada ser humano sin juicio y sin resistencia al paso del tiempo.

«Doctora, tengo la piel más seca que un lagarto»

Esta es una expresión de mis pacientes que se repite una y otra vez. Yo misma lo he notado en los últimos meses. Cuando producimos menos estrógenos nuestra piel, cabello y uñas lo expresan claramente.

Este es un signo indirecto de nuestro estatus hormonal. Recuerdo cuando estaba embarazada lo hermoso que estaba mi pelo. Era radiante, no se caía. De repente, después de la cuarentena, de golpe empezó a hacer todo lo que no había hecho en los nueve meses de embarazo. Si hay algo que asusta a una mujer es la caída de pelo abrupta. En lo personal, lo he vivido en los pospartos y cuando estaba terminando mi primer libro *Menopausia: tu nueva oportunidad*. Tuve mucho estrés psicológico porque se combinó mi antiguo síndrome de impostora con un asunto personal, escoger el nombre del libro y todo el proceso creativo. Afortunadamente, el pelo suele volver a crecer a los meses si todo se resuelve. Así sucede en el caso del efluvio telógeno o caída que ocurre después de los partos, ya que es normal por el cambio hormonal tan abrupto, también si desaparece la causa de la caída de pelo como, por ejemplo, la que conlleva el estrés, como les sucedió a muchas personas que tuvieron COVID, o cuando tenemos anemia o problemas de tiroides y se resuelven.

En el caso de la perimenopausia, si se te está cayendo el pelo en exceso y te preocupa, es importante que vayas a la consulta para que te hagan un estudio general. Te haremos unas preguntas, como, por ejemplo, si sufres problemas de tiroides, si tus reglas están siendo muy abundantes, largas o más frecuentes, porque esto puede hacer que pierdas hierro y es una causa de anemia. Si tienes más estrés, no duermes o sufres de ansiedad, porque las emociones también pueden afectar a la salud del pelo y de la piel. También te preguntaremos por tu alimentación para ver si estás comiendo suficientes antioxidantes, frutas, verduras, proteínas, fuentes de colágeno…, si fumas, si estás tomando fármacos o suplementos y las dosis.

Qué tipo de deporte haces y si te expones mucho al sol también influye sobre la salud del cuero cabelludo. Si vas a la peluquería y qué tratamientos sueles hacerte —tintes, alisados, queratina, entre otros—, uso frecuente del secador…, todo esto afecta a la salud del pelo y puede debilitarlo.

¿Qué te puede ayudar?

Debo admitir que en lo que respecta a cuidados de la piel, pasé muchos años de mi vida haciendo las cosas mal. Todas tenemos un área de nuestra salud que nos cuesta un poco más. Por eso es tan importante inspirarnos las unas a las otras y complementarnos. Por ejemplo, a mí practicar ejercicio me sale automáticamente. No tengo que hacer grandes esfuerzos porque lo disfruto y lo tengo muy integrado. Sin embargo, cuando de cuidados de la piel y rutinas de belleza se trata, salgo suspendida.

Toda mi vida he sido amante de la playa, de la naturaleza, los deportes al aire libre como correr, subir montañas… y todas esas actividades son maravillosas para la salud física y mental, y han forjado quien soy. No obstante, para la piel, el exceso de exposición al sol está claro que acelera el envejecimiento, aumenta el riesgo de cáncer en la piel, manchas y arrugas. Todo esto es algo de lo que no solemos ser muy consientes cuando somos jóvenes.

Con el paso del tiempo, la mayoría de nosotras suele tener un «momento chispazo» donde comienza a querer mejorar ese hábito. Bien sea porque nos empezamos a preocupar por el futuro, a querer prevenir o porque hemos tenido algún susto. En mi caso, el tener contacto con muchos compañeros dermatólogos, escuchar pódcasts de divulgación y conferencias de expertos en cuidados de la piel fue lo que me llevó a comenzar a cuidarme un poquito, si bien es cierto que mis rutinas suelen ser bastante minimalistas.

El protector solar es la primera línea de cuidado de la piel y deberíamos usarlo todos los días del año, aun en invierno. Disponemos de mucha evidencia del beneficio del uso de fotoprotectores, especialmente en la cara. Además, es fundamental evitar la exposición solar durante las horas de mayor incidencia de los rayos solares y, sobre todo, usar gorra, sombrero y ropa con protección UV. Todas estas son medidas que nos van a ayudar a mantener la piel sana.

Un poco de luz solar a primera hora del día o al final de la tarde puede contribuir a mejorar el estado de ánimo, la energía, regular los ritmos circadianos, fijar la vitamina D por parte de la piel y producir óxido nítrico que incluso protege el sistema cardiovascular. Por ello no te aconsejo vivir encerrada en una habitación oscura protegida de la luz para que tu piel esté lo más joven posible, sino llevar una vida equilibrada, donde el contacto con la naturaleza, los amaneceres y los atardeceres sean parte de tu rutina, donde tu alma esté contenta.

Por todo elllo, ten en cuenta estos puntos:

Fotoprotección. Hoy en día, existen protectores solares que llevan otros componentes para cuidar nuestra piel como hidratantes o antioxidantes. Si solo puedes usar un producto facial, usa protector solar 50+ todos los días, hasta en invierno.

Crea una rutina con ayuda de un dermatólogo o médico estético. Productos como el retinol, la niacinamida o la vitamina C tienen eficacia demostrada y pueden mejorar el aspecto y la salud de tu piel.

Tratamientos estéticos. Son una opción que puedes explorar. Te aconsejo elegir a profesionales con formación acreditada, experiencia y testimonios. Es preferible no hacerte nada antes que contratar algún tratamiento sospechosamente barato.

Láser. Este procedimiento estimula la formación de colágeno y mejora el aspecto de la piel, creando un efecto de tensado o eliminando manchas, entre otras aplicaciones.

Dormir. Nuestra piel se repara mientras dormimos. Ya sabes que es un hábito que nos ayuda en todas las áreas de la vida.

Técnicas de relajación. Todo lo que nos ayude a reducir el estrés, ayudará a aliviar la salud de la piel, el pelo y las uñas, ya que son como un lujo y es lo primero que se ve afectado en caso de que nuestro cuerpo se sienta amenazado.

Existe una enorme variedad de suplementos que pueden ayudar al crecimiento y fortalecimiento de pelo y uñas. Acudir a un especialista que nos oriente hará que descartemos otras causas de una caída de pelo o uñas quebradizas para que los tratamientos puedan ser más efectivos.

Los péptidos de colágeno, la cistina, la biotina, los antioxidantes y la terapia hormonal, entre otras herramientas, pueden ayudar a este proceso, dentro de un plan integral que tenga en cuenta tus hábitos para mejorar la salud de tu pelo y uñas.

Capítulo 9

No me gusta mi trabajo. He perdido la ilusión. Lo que hago no me apasiona

T̲u̲ ̲o̲p̲o̲r̲t̲u̲n̲i̲d̲a̲d̲ ̲p̲a̲r̲a̲ ̲r̲e̲i̲n̲v̲e̲n̲t̲a̲r̲t̲e̲
p̲r̲o̲f̲e̲s̲i̲o̲n̲a̲l̲m̲e̲n̲t̲e̲,̲ ̲c̲a̲m̲b̲i̲a̲r̲ ̲d̲e̲ ̲t̲r̲a̲b̲a̲j̲o̲
o̲ ̲d̲e̲s̲c̲u̲b̲r̲i̲r̲ ̲e̲s̲o̲ ̲q̲u̲e̲ ̲t̲e̲ ̲a̲p̲a̲s̲i̲o̲n̲a̲

Martina se quedó un poco desconcertada cuando le pregunté algunos detalles acerca de su trabajo. Mucho más allá de un comentario irrelevante o un simple cotilleo, hablar con mis pacientes acerca del trabajo que realizan (o no) es muy relevante para mí.

Ella me explicó algo que he escuchado decir a muchas mujeres:

> Me siento agradecida por tener un trabajo estable, un ingreso que pague mis gastos cada mes, pero, a la vez, no me siento realizada. Cada mañana cuando me despierto, me doy cuenta de que voy a pasar las próximas horas de mi vida haciendo algo que no me apasiona y, así, voy sintiendo como mis sueños mueren un poco cada día.
>
> No me atrevo a cambiar de trabajo a mi edad. Eso está muy difícil y no creo que encuentre algo mejor. Por otro lado, pienso que todo el mundo está igual y que la vida es así.

Conversar con cientos de mujeres en todos estos años que llevo dedicada a la salud femenina me ha permitido comprender que nuestros problemas de salud provienen no solo del cuerpo, sino también de la mente y, si me permites explicarte este punto, «del alma enferma». La salud es un concepto mucho más amplio de lo que nos han explicado. Para tener salud plena, no solo necesitamos estar libres de enfermedades, sino despertar cada mañana con energía y ganas de vivir, con sueños y anhelos que realizar. Con ese «para qué» del que siempre te estoy hablando y que es tan importante para tener una vida que nos apasione vivir, que sea un motor. Es algo íntimo y muy personal. Necesitamos sentirnos útiles, sentir que aportamos valor a nuestros seres queridos, a nuestra comunidad, al resto de la humanidad.

Imagínate pasar un tercio de tu vida haciendo algo que no te encanta, que no te permite poner en práctica eso para lo que eres excelente, ese talento que tienes, que disfrutas, que todos elogian de ti. Todas tenemos talento, dones, habilidades. Hay muchas personas que no han tenido la oportunidad de descubrirlos aún porque la vida no se lo ha permitido. Pero todas tenemos talento. Sí, tú también.

Muchas veces hemos tenido que adaptarnos a la situación, y nos terminamos dedicando a lo que nos han hecho creer que es lo mejor para nosotras, «lo que tiene salida», lo que creemos que nos dará un ingreso seguro o lo que nos han dicho nuestros padres que tenemos que hacer. Y así muchas mujeres escogen una carrera, un oficio o profesión, se adaptan a ello y se meten en el personaje.

Hay que ser bien valiente para reconocer que algo no nos gusta, no nos hace feliz, a pesar de todas las críticas y los consejos no solicitados que vamos a recibir. Definitivamente a la gente no le gusta que cambiemos de identidad. Quieren que seamos la misma de siempre. Yo lo he vivido. Mucha gente no entenderá nuestros cambios, pero nadie va a vivir la vida por ti. A la única persona a la que tendrás que responderle por tus decisiones al final del camino es a ti misma.

El libro *The Top Five Regrets of the Dying* (Las cinco cosas de las que se arrepiente la gente antes de morir), de Bronnie Ware, nos explica que uno de los grandes arrepentimientos de las personas en su lecho de muerte es no haber vivido conforme a sus propios criterios y deseos. Trabajar demasiado, no expresar sentimientos, perder el contacto con amigos y no permitirse ser feliz son otros arrepentimientos que las personas tienen con mayor frecuencia.

Muchas veces pensamos en el qué dirán a la hora de decidir un cambio laboral, y la realidad es que quienes vamos a vivir con esa decisión somos nosotros. Siempre habrá alguien que opine en contra. Es importante que aprendas a escuchar la voz de tu intuición a la hora de tomar decisiones laborales.

Voy a ser un poco radical. Es posible que no estés de acuerdo conmigo, pero me he dado cuenta a lo largo de mis años de experiencia en salud de la mujer que tener un trabajo que no nos gusta puede enfermarnos. Sobre todo, si cada día vas a un lugar donde no te sientes valorada, el ambiente es tóxico, no reconocen tu labor, tienes que aguantar malos tratos, reproches continuos, críticas destructivas o, simplemente, te aburres todo el día. Entraste en una dinámica por la que vas, cumples un horario, haces unas cuantas cosas casi en automático, esperas a que pase el día y tus momentos más felices son cuando te pagan, los viernes y cuando empiezan las vacaciones.

Seguro que alguna estará pensando: «Sí, claro, Radharani, pero la vida no es color de rosa y no todo el mundo se puede permitir estar en un trabajo que le guste. No todas tenemos ese privilegio». A lo que te responderé que durante todos estos años he presenciado historias de mujeres valientes que buscaron su camino de bienestar. Y eso no quiere decir que haya sido nada fácil, pero hicieron lo más difícil de todo, que es tomar la decisión de salir de una vida en la que no eran felices.

Ya sé que mi trabajo no me gusta. ¿Y cómo hago para cambiar?
Busca momentos de silencio para reconectar con esa voz de la intuición. Puede ser a través de caminatas por la naturaleza, paseos o ra-

titos de desconexión digital. Intenta visualizarte en unos años: ¿cómo te imaginas?, ¿te gustaría seguir en el trabajo que tienes ahora?, ¿qué te gustaría experimentar?

Si sabes que quieres un cambio de profesión, pero no tienes ni idea de a qué dedicarte, recuerda qué cosas te encantaban cuando eras niña. ¿Qué hobbies o aficiones disfrutas? ¿Qué te gustaría hacer solo por disfrute, aunque no te pagaran?

Generalmente nuestro *flow* está en esas cosas que nos encantaba hacer de niñas; por ejemplo, a mí siempre me fascinó jugar a curar a las muñecas, pero también me gustaba mucho jugar a ser maestra de escuela y explicar cosas. Además, siempre me ha gustado hablar en público y escribir. No me di cuenta de que ese era mi mayor talento hasta hace pocos años.

Logré estudiar Medicina y ayudar a muchas mujeres, pero había una parte de mí que aún necesitaba expresarse, y lo encontré mediante la divulgación. Al principio me sentía incómoda y un poco impostora. Por supuesto que tuve muchos miedos en este camino y los sigo teniendo; asimismo, me siento muy orgullosa de haber sido valiente y haberme atrevido a experimentar eso que mi alma me pedía.

Tú viniste para expandirte. Viniste para vivir una vida rica y plena. No para resignarte con vivir a medias y conformarte. Sé que no es fácil. Reinventarse da mucho miedo y nos sentimos insuficientes.

Muchas mujeres pensamos que tenemos que llegar a unos estándares altísimos para aspirar a más. Tengo compañeras que se pasan la vida haciendo másteres, cursos y formaciones de toda clase antes de dar el salto a eso que quieren porque no se sienten merecedoras. Por supuesto, la formación es muy importante. Pero ¿desde dónde la hacemos? Si piensas que todavía no estás lo bastante formada para aspirar a un mejor sueldo, a un mejor puesto o para comenzar a trabajar en un área diferente, probablemente nunca estés lista del todo. Se trata de avanzar un pasito hacia delante y no quedarte esperando a que lo tengas todo para hacer un cambio.

Muchas veces nos toca compaginar nuestro trabajo que ya no nos gusta con nuestra pasión. Los primeros meses pueden ser muy duros si lo haces de esta manera, pero eso te dará la confianza suficiente para poder hacer el cambio con tranquilidad.

Cuida tus límites en el trabajo. Muchas veces pensamos que tenemos que cumplir con todo lo que nos piden. Es importante respetar tus tiempos de descanso y desconexión del trabajo. Respetar tus horarios es parte de cuidar de tu salud hormonal.

No te lleves el trabajo a la cama. Ni el ordenador ni el móvil deberían dormir en tu habitación.

Trabajemos para vivir, no vivamos para trabajar. Hay mujeres que buscan refugio en el trabajo, se someten a cargas altísimas de responsabilidad y horarios imposibles de compaginar con una vida normal. Si es tu caso, dedica un rato a entender por qué lo haces:

- Si estás buscando ascender en la empresa.
- Si quieres lograr reconocimiento o si estás tratando de evadirte mediante el trabajo.

He tenido muchas pacientes que terminan cayendo en un síndrome de *burnout* por exceso de faena. Recuerda intentar siempre buscar un equilibrio, dedicar espacios a tu vida privada, a las cosas que te divierten, a pasar tiempo con tus seres queridos.

Ser emprendedora puede ser un gran desafío. Muchas veces nos gusta tanto nuestra ocupación que no logramos desconectar nunca y eso también nos puede terminar afectando a la salud mental. Por mucho que nos guste nuestro trabajo, establecer límites es saludable y necesario. No podemos estar disponibles las veinticuatro horas del día, las personas necesitamos abandonar esa necesidad de respuestas inmediatas porque ese es el origen de la ansiedad que podemos sufrir.

> Solo sabemos lo importante que es la salud mental cuando la perdemos. No hace falta llegar al límite, nada vale tanto como la paz mental.

El impacto de la perimenopausia en el ámbito laboral

«Doctora, me encanta mi trabajo, pero siento que no rindo como antes y esto me asusta».

Muchas mujeres sufrimos en silencio al ver que hay días en los que sin ningún motivo aparente nos cuesta mucho más realizar nuestras tareas habituales. Nos cuesta concentrarnos, terminar un proyecto en el plazo establecido, estudiar, enfocarnos como antes en una labor, memorizar datos e incluso mantener la misma resiliencia que solíamos tener ante las dificultades que se nos van presentando cada día.

Un grupo de mujeres sufre tantos síntomas de afectación cognitiva que se asustan y piden cita en el neurólogo pensando que tienen demencia. En especial quienes tienen un familiar en casa que ha padecido esta terrible enfermedad. Sentir que a los 40 o 50 años se te olvidan las cosas, te quedas en blanco en medio de una conversación o no logras avanzar en tus proyectos es bastante inquietante. Y lo peor de todo es tener que fingir normalidad en el trabajo, no contarlo por miedo o vergüenza, o no encontrar respuestas ni soluciones.

Sin duda, debemos hablar más de perimenopausia y menopausia en el ámbito laboral. En lo personal, he dado cursos, talleres y conferencias acerca de salud hormonal integral a empresas y ha sido una de las labores más gratificantes que he hecho. Muchas mujeres me cuentan que han supuesto un antes y un después. El solo entender lo que nos sucede, recibir explicaciones adecuadas y conocer todo lo que está en nuestras manos para transitar mejor esta etapa es absolutamente transformador.

> La mirada con la que afrontamos un síntoma que nos afecta o un cambio es diferente cuando sabemos por qué ocurre y qué podemos hacer para mejorar.

Un sofoco puede venir en medio de una reunión de trabajo, mientras hablas en público o cuando estás atendiendo a un cliente. La mayoría de las mujeres lo ocultan por vergüenza para no incomodar o porque no nos han enseñado todavía a verlo como algo muy frecuente. Se sufre menos cuando la persona que tienes enfrente te dice en medio de ese sofoco: «No pasa nada. ¿Quieres un vaso de agua o salir a caminar un poco?».

Cuando logremos dejar muy claro que la mitad de la población va a experimentar estos cambios, los comprendamos y los validemos, avanzaremos como sociedad. Y eso nos ayudará a que las mujeres suframos menos y que transitemos la perimenopausia con la sensación de ser escuchadas, validadas y respetadas.

SOBRE LA RELACIÓN CON EL DINERO Y LA EDUCACIÓN FINANCIERA

La perimenopausia no solo va de hormonas, sino de nuestra forma de ser y estar en el mundo, de reinventarnos, reconstruirnos y crecer en todos los ámbitos de nuestra vida.

Hay algo que nos limita a muchas mujeres y que venimos arrastrando desde tiempos ancestrales: nuestra relación con el dinero y la falta de educación financiera. Te lo explico a través de mi propia historia esta vez. Permíteme ser la protagonista para ayudarte con mi proceso a ser un catalizador de tu evolución.

Provengo de una familia humilde. Mis abuelos vivieron la guerra civil española y emigraron a Venezuela en la posguerra, en busca de nuevas oportunidades, como la mayoría de los emigrantes, con la esperanza de hallar un futuro, un lugar donde poder trabajar y formar una familia. Habían vivido todas las dificultades y carencias de una guerra. Crecieron en un continente austero y cuidaban mucho sus bienes. Además, mi padre y mi madre me tuvieron cuando eran muy jóvenes. Mi madre estaba enferma y no tenían muchos recursos económicos.

Lo cierto es que crecí con la idea con la que crecen muchísimas mujeres: que el dinero es escaso, que cuesta mucho ganarlo, que es un recurso limitado. Mi relación con él era muy mala: no tenía educación financiera en absoluto. No planificaba mis gastos, no sabía ahorrar y, ni mucho menos, cobrar.

Al elegir la carrera de Medicina, me reforzaron la creencia de que mi trabajo era un sacerdocio, que lo importante era la vocación y que no lo hacíamos para cobrar. Esto me llevó a que me fuera aún más difícil recibir dinero por mi profesión, reclamar si no me pagaban mi sueldo, hacer valer mi tiempo y seguir reforzando la idea de ser una mujer sacrificada y complaciente.

«Si me sacrifico, doy, siempre digo que sí, entrego y ayudo sin límites, entonces la gente me va a querer».

Lo cierto es que, aunque la medicina es una carrera que amerita mucha vocación, y quienes hacemos esto lo hacemos por amor a la humanidad, por amor a ayudar, por querer cuidar de los demás, también es cierto que la moneda de cambio del mundo donde habitamos es el dinero. Todos los servicios, cosas, bienes que necesitamos cuestan dinero. Desde la comida, la ropa que usamos para trabajar, la vivienda donde dormimos cada noche, hasta los libros con los que estudiamos, el medio de transporte que usamos para movernos de un lugar a otro..., todo cuesta dinero. Nadie nos deja vivir gratis en un sitio solo porque tenemos vocación. El gobierno no nos regala la comida por tener vocación. Tener vocación y cobrar por nuestro trabajo no está reñido.

De hecho, yo prefiero que me atienda un profesional que tiene todas sus necesidades cubiertas, porque con seguridad esa persona se siente mejor y tiene más disposición a escucharme que otra que apenas pudo comer o dormir por preocupaciones económicas. Puede ayudar mejor alguien que se encuentra bien.

Pero a este simple razonamiento no llegué sino después de años de trabajar mi relación con el dinero y hacer las paces con mis finanzas personales. Tengo la fortuna de tener un marido que es asesor financiero y mi faro en todo este asunto. Me ha ayudado y apoyado en este camino tan arduo que es soltar la ansiedad financiera, aprender a ahorrar, entender cómo funciona el dinero y dejar de preocuparme tanto. Por eso lo incentivé a que escribiera su libro de finanzas personales *Hackea tus finanzas, domina tu destino*, que fue todo un viaje transformador para él y una guía capaz de ayudarte a mejorar la manera en la que gestionas tu dinero.

Mi relación con la venta era terrible. Tenía la creencia limitante de que «era mala para vender». Luego fui descubriendo que todo es una venta. Desde pedirle a tus hijos que se coman la verdura hasta animar a una paciente para que empiece a entrenar la fuerza. Todo es venta.

Desde los comienzos de la humanidad hemos vendido nuestros servicios. Antes la moneda de cambio era otra; asimismo, siempre hemos intercambiado bienes y servicios. Es la forma en la que funciona la sociedad. Vender es bueno porque es la manera de ofrecer lo que hacemos, nuestro talento, servicios, conocimientos... y ponerlos al servicio de otros para resolver sus problemas.

Las personas que piensan que todo debería ser gratis simplemente no han tenido educación financiera y no valoran todo lo que hay detrás de un servicio. Por ejemplo, para poder escribir estas líneas, he pasado treinta años de mi vida estudiando y viviendo, aprendiendo de mis propias experiencias, haciendo formaciones, cursos y talleres de desarrollo personal, escuchando testimonios de mujeres, reflexionando y, cuando tú compras este libro, estás teniendo acceso a todo eso, es como si nos sentáramos juntas a tomar un café y aprendieras de mi historia y mis conocimientos. Ese es el valor del libro.

La gente que comparte libros gratis en PDF sin permiso de los autores o los publica en cualquier plataforma (que, por cierto, es un delito hacia la propiedad intelectual) tiene mala relación con el dinero y seguramente está mal de finanzas porque no valora el trabajo de otras personas. Pero nada de esto nos lo enseñaron en el colegio ni en la universidad. La relación con el dinero es heredada de nuestra familia, los amigos y el entorno en el que crecimos. Todas esas creencias sobre el dinero, la venta, las finanzas... se adquieren durante los primeros años de vida. Si no somos conscientes de que muchas veces nos están limitando o impidiendo desarrollar una vida mejor, nos acompañarán el resto de la vida. La buena noticia es que, si te estás sintiendo identificada con mi historia, se pueden trabajar y cambiar.

El dinero, además, es muy espiritual. Sí, como lo lees. Puede parecer un poco contradictorio, pero el dinero es una energía que va y viene, siempre está en movimiento. ¿Y sabes a qué se asocia? A nuestro valor, a nuestra capacidad de resolver problemas, a ofrecer soluciones o ponerlos al servicio de la humanidad.

Nunca es por falta de dinero

Sé lo que puedes estar pensando: «¿Qué locura dices?».

Llevo toda mi vida escuchando a mujeres que me dicen: «Me gustaría, pero no tengo dinero», «Claro, con dinero todo se puede, eso es muy caro», «No puedo porque no tengo el dinero», «Lo haré cuando tenga dinero»... Evidentemente, todo cuesta dinero, pero nos limitamos con esa excusa. Es la forma fácil de nuestra mente de salir del apuro de tener que cambiar.

Cuando aprendemos a confiar en nosotras mismas, en nuestras habilidades, nuestro talento (todas tenemos uno o varios), soltamos los miedos, avanzamos a pesar de la incertidumbre, sabiendo que, pase lo que pase, podremos ofrecer nuestros servicios para resolver los problemas o ayudar a las demás personas, ese día el dinero deja de ser un problema. Deja de tener el protagonismo en tu vida y pasa a ser un recurso.

Hay mujeres que después de un divorcio terminan en condiciones económicas muy desfavorables, sobre todo si decidieron dejar de trabajar para cuidar de los hijos y el hogar. Por eso abogo por que las mujeres nos relacionemos con el dinero sin tabús. Que aprendamos a cobrar por nuestros servicios sin vergüenza, que reconozcamos nuestro valor y exijamos lo que merecemos.

¿Es el dinero o la emoción lo que nos permitirá experimentar cuando lo tengamos?

Hace años, cuando era estudiante o incluso una médico recién graduada, tuve muchos días en mi vida en los que no tenía ni un euro (bolívar) en el bolso. Mis recursos eran muy limitados y alguna vez hasta pasé hambre en la universidad porque me daba vergüenza pedírselos a mi familia. Solía esperarme a llegar a casa y pasaba todo el día con algún tentempié en el estómago. Nada de eso lo recuerdo como traumático o difícil, fue una etapa que me enseñó a valorarlo todo. Aun así, nunca me limité. Estudié con compañeros que venían de familias muy adineradas y me invitaban a repasar en sus casas; de hecho, hicimos buena amistad. Nunca permití que mi falta de dinero fuera un impedimento para disfrutar.

Yo subía a una montaña hermosa que está en Caracas llamada Ávila y al llegar arriba me sentía la reina del mundo. Era millonaria en mi mente porque podía disfrutar de todas esas sensaciones. Cuando estuve trabajando como médico rural en la península de Paria, me iba de paseo con mis amigas en una lancha de pescadores y nadaba en mar abierto. En ese momento me sentía libre, afortunada, feliz. Muchas familias de pescadores me enseñaron la verdadera generosidad. Ellos no tenían nada, llevaban una vida muy humilde. Sin embargo, compartían con generosidad lo poco que tenían conmigo, y eso los hacía felices.

Lo que nos da el dinero, aparte de comodidad, tranquilidad, confort, acceso a servicios, formación, ayudar a las demás personas, hacerles la vida más fácil a nuestros seres queridos, etcétera, es la promesa de experimentar todas esas emociones agradables: libertad, seguridad, calma, poder. Esas emociones las tenemos al alcance y no necesitamos tener todo el dinero que anhelamos para experimentarlas, así que con mis reflexiones te invito a poner en práctica tres cosas que te ayudarán a vivir mejor:

Aprende sobre finanzas personales. Esta es una etapa ideal para aprender cómo funciona el dinero, cuidarlo y prepararte para todos los años futuros.

Sana tu relación con el dinero. Deja de poner todo el peso de tu felicidad en el dinero que tienes o en el que no tienes.

Agradece por todo lo que tienes en tu vida ahora. Valora tu vida como esté y practica la gratitud a diario.

Historias de mujeres inspiradoras

Wendy nos ayudó en casa durante un tiempo. Fue un ángel que la vida me envío para aprender de ella lo que te voy a compartir. Cada mañana ella llegaba sonriendo a casa, con una energía superhermosa que se sentía y se contagiaba. Siempre estaba arreglada, guapa y perfumada. Vestía de colores alegres, sus labios pintados de rojo y con una actitud increíble ante la vida. Se había despertado a las cinco de la mañana o antes porque tenía otro trabajo donde comenzaba muy pronto.

Todo lo hacía con amor y gratitud. Iba a entrenar muy temprano para poder llegar puntual a su trabajo. Jamás la escuché quejarse. Solía darme buenos consejos y me ayudaba con la casa con cariño.

Cuando aprendemos que gran parte de ese bienestar está en la interpretación que hacemos del momento que estamos viviendo, entonces le quitamos el peso, dejamos de tener ansiedad financiera. Wendy me enseñó con su sonrisa que cada mañana que despertamos con vida y salud, ponemos nuestros dones al servicio de los demás, vemos el mundo con gratitud y hacemos nuestro trabajo con amor es una ventana a una vida con propósito y paz mental.

Recomendación para una perimenopausia estrella:

* Aprende finanzas personales: apúntate a un curso online, lee libros, comienza a mirar tus cuentas sin miedo y a entender un poco más sobre el dinero. Esto te permitirá tomar las riendas de tu vida con más confianza. Es un verdadero empoderamiento.
* Escribe en tu libreta de la estrella de la salud todas las reflexiones que te vengan a la mente tras leer estas páginas: si te causó rechazo, miedo, ansiedad o incluso si llegaste a pensar que este tema no tiene nada que ver con tu salud integral en perimenopausia.
* Comenzar a visibilizar las creencias que arrastramos desde pequeñas es el primer paso para cambiarlas.

Capítulo 10

Siento que mis mejores años han pasado, que es el inicio del deterioro

Desde pequeña he sido una persona con una gran intuición. De hecho, mientras escribo estas líneas tengo en mente otro libro para el futuro que quiero titular *Mi vida es un milagro*, porque estoy convencida de que así es. Y dentro de esos regalos que la vida me ha dado, uno de los más grandes ha sido la capacidad de escuchar mi intuición. Por ese motivo, porque sé que todas somos capaces de atender esa vocecita sabia si aprendemos cómo, uno de los mensajes más poderosos que quiero dejarte es ese: **aprende a escuchar la voz de tu intuición**.

El estilo de vida que llevamos actualmente no nos permite muchas veces escucharla porque se pierde entre el ruido de tantas obligaciones, de consultarle nuestras decisiones a todo el mundo, el juicio, la crítica, lo que se supone que debemos hacer, el modo automático y el agotamiento mental de tanto rumiar. Pero detrás de todo ese ruido está tu intuición esperando paciente a que la vuelvas a escuchar.

Imagínate que estás en un restaurante con una acústica de esas que hacen retumbar todas las conversaciones, se oyen platos caer, vasos, cubiertos, el sonido de la cocina mientras alguien fríe los calamares, los camareros que toman el pedido en las mesas de al lado, las personas conversando entre ellas y cada vez más fuerte, sumado a la música de fondo, que es un reguetón ensordecedor (que me perdonen las amantes de este género). ¿Crees que en medio de ese ruido que atormenta serías capaz de escuchar tu teléfono móvil, que tiene un sonido de la naturaleza, hermoso y suave?

Por supuesto que no. Así es como se siente querer entender nuestras verdaderas necesidades de la perimenopausia en el mundo en el que vivimos. Por eso muchas veces tendrás que elegir salir de ese restaurante e irte a uno donde el ambiente sea más tranquilo, calmado y sereno. O irte a casa y comer sola. De vez en cuando vas a necesitar esa, huir de tanto caos y soltar la presión de tener que socializar continuamente en un mundo donde nos habíamos acostumbrado a complacer las necesidades de todos por encima de las nuestras.

Existe una opción más que vas a tener que poner en práctica con frecuencia: hablar con claridad y pedir lo que de verdad quieres y necesitas: «Por favor, ¿sería usted tan amable de bajar el volumen de la música? Muchas gracias, mucho mejor así».

Y es que las mujeres hemos vivido con miedo a incomodar, a exigir lo que realmente queremos, a que se nos escuche. Y este es el momento para aprender a pedir lo que necesitas y dejar de conformarte con hacer lo que todos quieren. Eso puede ser todo un reto, sobre todo si has sido una persona complaciente como yo.

> Poner límites es una prioridad para todos los años que vendrán. La perimenopausia nos brinda esta oportunidad.

A veces no tienen sentido las elecciones que hacemos y todo el mundo nos cuestiona. La gente te dará su opinión según su sistema de creencias, su historia personal, sus fracasos, sus miedos... y por eso debes tener mucho cuidado al pedir consejos de vida. Lo mismo ocurre con tu manera de vivir la perimenopausia: los tratamientos, las terapias hormonales, cada uno te va a expresar lo que le funcionó o lo que ha escuchado, pero esa no tiene que ser tu verdad.

Si te escuchas, encontrarás las respuestas que necesitas y tu cuerpo te guiará hacia lo que más te conviene. Apaga el ruido y conecta con tu cuerpo para que descubras esas respuestas. Ningún profesional, familiar o amiga, puede decirte lo que tienes que hacer. Eres tú quien decide. Es tu propio camino de salud.

Veo cada día a mujeres en redes sociales pidiendo recomendaciones a otras sobre su terapia hormonal, qué usan, y eso no es acertado, porque solo una buena historia puede darte esas respuestas, tu cuerpo es único. Esto debe personalizarse.

«Estoy demasiado mayor para comenzar, para intentarlo, para emprender, para escribir un libro, para reiniciar mi vida amorosa». Todos los días escucho frases como esta. Tienes por delante tu «segunda mejor mitad» y la fiesta apenas ha comenzado.

Para muchas mujeres, la perimenopausia o la menopausia ha sido una etapa de reinvención, de nuevo comienzo. Hay mujeres que la definen como la mejor época de sus vidas. Si ahora estás sufriendo con síntomas y te encuentras en una especie de crisis vital, es normal que no te sientas identificada con esa visión. No obstante, las crisis nos permiten aprender, salir fortalecidas y ganar experiencia. No te limites ni te predispongas. Esta etapa puede ser fascinante.

Recomendación para una perimenopausia estrella

Regálate un tiempo semanal para apagar el ruido externo: una caminata, observar los árboles o descansar… Reconecta con la voz de tu intuición y con tus necesidades. Baja el ritmo. Saborea la vida.

Capítulo 11

Tengo miedo a envejecer

TU OPORTUNIDAD PARA CAMBIAR EL DETERIORO
POR UNA LONGEVIDAD SALUDABLE

He escuchado esta expresión a mis pacientes con tanta frecuencia que me ha llevado a reflexionar mucho sobre nuestra visión acerca del envejecimiento.

Nos han enseñado a adorar lo joven, a sentir que estamos obligadas a permanecer siempre jóvenes, a hacer todo lo posible para «luchar» contra el paso del tiempo. Por eso a tantas personas nos asusta ver cómo nuestro cuerpo cambia tan aceleradamente. El miedo a envejecer es uno de los que, como he comentado en el párrafo anterior, escucho con más frecuencia, no solo entre mis pacientes y seguidoras, sino también entre mis amigas, mi entorno e incluso yo misma lo he sentido.

Siendo honestas, es del todo normal sentir miedo a envejecer en el mundo en el que habitamos. Si tú también has experimentado ese miedo, es natural. Nuestro sistema de creencias nos lleva a la adoración de la eterna juventu, de las mujeres que aparentan mucha menos edad de la que tienen: cuentas de Instagram de mujeres de 60 o 70 años paseando en biquini y explicando todo lo que hacen para tener esos cuerpos fabulosos. Normal que sin darnos cuenta nos comparemos y pensemos: «¿Qué puedo hacer para verme como ella?». Entonces ¿envejecer está mal y verme acorde a mi edad está mal?

Hay muchas cosas que analizar para llegar a una sana conclusión libre de juicios. Lo primero pasa por entender que es necesario dejar de penalizar el envejecimiento. Todas vamos a envejecer, así de simple. Así como todas vamos a tener la menopausia si logramos vivir hasta esa fecha, todas iremos cumpliendo años y experimentando algunos signos del paso del tiempo. Esta última parte es variable de mujer a mujer y depende de muchos factores: por un lado, está el estilo de vida, que es la parte que podemos controlar y que sí depende de nosotras y, por otro, la genética con la que nacimos y todavía no podemos controlar. Este último factor influye bastante, así que dejemos de compararnos y centrémonos en lo importante: vivir con salud, fuerza y vitalidad todos los años que podamos.

Tu oportunidad para cambiar el deterioro por longevidad saludable: la perimenopausia como una gran oportunidad de prevención

Lo que nos roba calidad de vida y vitalidad no es el paso del tiempo, cumplir años o hacernos mayores, sino la fragilidad y el deterioro de nuestro cuerpo y mente, así como la falta de propósito, la pérdida de la ilusión por la vida y la apatía. Esto último sí que nos roba la vida.

Si tenemos un cuerpo fuerte, que nos permite seguir realizando las actividades que nos gustan con normalidad, valernos por nosotras mismas, pasear, practicar deporte, viajar con nuestros seres queridos o solas, seguir aportando a la sociedad nuestras habilidades, una mente calmada que nos permita afrontar los continuos desafíos de la vida, navegar en medio de las tormentas con confianza y la convicción de un firme «para qué» que nos levante por las mañanas y nos permita recuperar las fuerzas cuando más lo necesitamos, podremos seguir adelante.

Enfoquémonos en estos tres objetivos:

* Un cuerpo fuerte y vital.
* Una mente calmada.
* Un «para qué».

Entonces el miedo a envejecer perderá fuerza, se irá difuminando y será sustituido por la ilusión de un nuevo día, de un nuevo proyecto, de experimentar momentos de disfrute en medio de una vida rica y llena de sentido.

Estos tres elementos se retroalimentan entre sí y se sostienen en la gratitud. Una mente calmada necesita habitar en un cuerpo fuerte y sano; cuidar del cuerpo mediante «la estrella de la salud» nos ayuda a tener una mente calmada, a ver las cosas con más claridad y afrontar lo que se presente con serenidad, aceptación y esperanza. A su vez, nuestro «para qué» nos lleva a lo que considero lo más importante de todo desde el punto de vista espiritual: sentirnos útiles.

Cuando nos sabemos útiles, todo lo demás cobra sentido. El caos se ordena y sacamos fuerzas insospechadas. Es el caso de las personas que realizan un voluntariado o alguna labor humanitaria; en esos momentos, por más difícil que sea lo que estemos pasando, encontramos un motivo de peso para seguir adelante porque nos damos cuenta de lo afortunadas que somos.

Muchas veces, en medio de nuestras confortables vidas, donde tenemos la mayoría de las necesidades cubiertas, nos podemos llegar a sentir confundidas, apáticas, agobiadas con tantos estímulos, y eso nos lleva a perder la ilusión, la capacidad de disfrutar de las pequeñas cosas e incluso a trastornos de la salud mental. No te sientas mal si es tu caso, a mí también me ha sucedido en algún momento. Nuestra mente no está preparada para tener tantos estímulos, tantas opciones y siempre está buscando los peligros, por lo que suele poner el foco en lo malo o en lo que falta. Esto tenemos que recordarlo una y otra vez para saber cómo recuperar el norte.

Estar bien, sentir paz, experimentar calma, mostrarnos agradecidas por la vida que tenemos es un trabajo de cada día. Es ir en contra de nuestra propia naturaleza humana, aunque te parezca una locura. Por eso, todo el trabajo de desarrollo personal que podamos hacer es poco. Este punto ha marcado una diferencia extraordinaria en el curso de mi vida, especialmente porque vivimos en una sociedad que está condicionada para ver el lado negativo de las cosas, encontrar los fallos, juzgar y cortarnos las alas.

Esto cobra especial importancia en las mujeres de mediana edad. En esta etapa vital se nos juntan esos cambios hormonales que tanto condicionan nuestra mente y nuestras emociones, razón por la cual podemos sentir una especie de «crisis vital», a veces todo se tambalea y encima muchos cambios físicos propios del envejecimiento se aceleran, tanto por la edad como por la disminución de las hormonas.

Si te sientes así, no tengas miedo..., lo que sientes es normal, tampoco lo intentes reprimir ni te culpes por esas emociones, porque son el producto de lo que hemos aprendido hasta ahora. En buena parte, el propósito con este libro es ayudarte a transformar ese sentimiento en gratitud, esperanza, y así recuperar la ilusión. Enamorarte de la vida que tienes ahora te permitirá abrazar la nueva etapa que está por venir con la mejor energía y, asimismo, seguir disfrutando de todos los años que vendrán con la mochila llena de herramientas para construir un cuerpo fuerte y vital, una mente calmada y un «para qué» que te ayude a seguir avanzando.

¿Qué es lo importante? Pruebas y revisiones de rutinas

«Doctora, yo quiero adelantarme a todo lo que pueda pasarme, quiero prevenir la enfermedad. No quiero tomar pastillas, no quiero tener fracturas, no quiero que me dé un infarto ni padecer cáncer, quiero que me pidas todo».

Con toda la divulgación en salud que hacemos en redes sociales desde hace varios años, las mujeres mucho más conscientes e informadas, la cantidad de información al fácil alcance de la población y el cambio de paradigma con respecto a la salud, cada vez llegan más mujeres a la consulta que quieren tomar las riendas y «ganarle» a la enfermedad mediante el estilo de vida y la prevención. Todo esto es positivo. Sin embargo, hay tanta información que puede agobiarnos. Muchas veces no sabemos a quién creer. Pongamos un poco de orden para ayudarte a saber qué pruebas pueden ser útiles y cuándo realizarlas.

Estoy absolutamente de acuerdo con hacer revisiones de rutina de manera preventiva. Hay ciertas pruebas sencillas que nos ayudan a detectar problemas cuando aún se pueden tratar. Con todo, hay que aclarar que no existe una prueba para descartar absolutamente todo. A pesar de los avances de la medicina en las últimas décadas, todavía nos falta mucho camino por delante en lo que a detección precoz de enfermedades se refiere. No lo controlamos todo. La medicina no es perfecta y por eso la ciencia sigue evolucionando: hay verdades que pueden cambiar y se sigue necesitando más investigación para encontrar nuevas respuestas.

¿Qué pruebas te recomiendo realizar en la perimenopausia para prevenir problemas futuros y mantenerte sana?

Acude a tu revisión de rutina cada año si es posible y el sistema de salud de tu país lo contempla. De un año para otro podemos detectar muchos problemas de nueva aparición y solucionarlos. Hay algunos que no dan síntomas, como los del cuello uterino o ciertos tumores. Además, la revisión anual es una gran oportunidad para conversar con tu médico acerca de esas cosas que te preocupan, aclarar información, hablar sobre hábitos saludables, suplementación, estilo de vida o tu mundo emocional, entre otros aspectos que tienen gran importancia para la salud integral.

En *El gran libro de la salud integral femenina* explico en detalle todo lo relacionado con la revisión ginecológica, las pruebas de rutina y cómo afrontarlas con tranquilidad. Muchas mujeres le tienen terror a la revisión porque no quieren enfrentarse al «momento espéculo». Si es tu caso, te entiendo perfectamente. No suele ser una experiencia agradable. Es probable que hayas tenido una mala vivencia en el pasado y eso condiciona mucho tu opinión. Por otro lado, con ciertas consideraciones básicas podemos ir a la revisión con más tranquilidad y sin sufrir. Una gran parte de cómo lo vivas depende del profesional que te atienda, de darte explicaciones sencillas, contarte lo que te estamos haciendo y ser pacientes. Si no te sientes a gusto con la persona que te va a explorar, no te da confianza o simplemente la intuición te habla, siempre puedes decirle que prefieres esperar a la siguiente consulta, que ese día no estás preparada. Muchas veces es mejor decir esto que pasar un mal rato.

La exploración ginecológica con espéculo nos permite descartar problemas en la vulva, la vagina, el suelo pélvico y el cuello uterino, así como realizar test como la citología cervical, la colposcopia, cultivos vaginales u otras pruebas que puedas necesitar.

La ecografía transvaginal hace posible observar el útero y los ovarios. En perimenopausia esta prueba suele ser muy importante porque nos ayuda a descartar otras causas relacionadas con tus síntomas. Por ejemplo, si tienes reglas abundantes o irregulares, sangrado fuera de tu regla, es fundamental saber que tu útero, ovarios, vagina y cuello están sanos. Esto nos confirma que la causa es la disminución de óvulos típica de la perimenopausia que produce cambios en tus ovulaciones, tus ciclos y tus reglas. De este modo podremos ofrecerte la solución adecuada.

La revisión ginecológica es imprescindible para hacer un buen seguimiento y ofrecer soluciones adecuadas en perimenopausia.

La mamografía sigue siendo la prueba diagnóstica más importante en la actualidad para descartar lesiones en las mamas. Muchas mujeres le tienen terror y han escuchado ciertos mitos circulando por ahí como los siguientes:

—«La radiación que produce la mamografía aumenta el riesgo de cáncer»: falso. Con los equipos actuales la radiación que aporta una mamografía es equivalente a un viaje transatlántico en avión.

—«La termografía es mejor que la mamografía, pero tus médicos no quieren que lo sepas»: falso y muy dañino. La termografía es una prueba obsoleta que solo identifica tumores cuando son grandes, justo lo contrario a lo que queremos, que es precisamente detectar el tumor cuando es pequeñito aún.

—«La ecografía es mejor que la mamografía, entonces si me hago una ecografía no hace falta hacer mamografías»: falso. La ecografía es una prueba muy útil que complementa a la mamografía, pero no la sustituye, ya que la mamografía puede mostrar microcalcificaciones —una especie de puntitos muy pequeños— que en la ecografía no se aprecian. En mujeres con mamas fibroquísticas, la ecografía nos aporta información muy valiosa, por lo tanto, si es tu caso, generalmente te pedirán tanto mamografía como ecografía cada año para una mayor visualización del tejido denso.

La mamografía puede ser un poco molesta, pero no debería causar un dolor insoportable ni durar varios días. Si ha sido tu caso, te invito a valorar la posibilidad de acudir a otro centro y comentar al principio de la exploración que tuviste una mala experiencia para que actúen con mucho cuidado y delicadeza. Adicionalmente si es posible, acude después de haber tenido la regla, ya que tu pecho estará menos sensible durante esa fase del ciclo menstrual.

El papel de las analíticas

En un examen de sangre podemos identificar muchos parámetros de tu salud que te ayudarán a prevenir problemas futuros, a mejorar tu estilo de vida, a cambiar hábitos o hacer ajustes necesarios tanto en nutrición, suplementación e incluso fármacos. Entre los valores más importantes que nos pueden dar información sobre tu salud destacan la hemoglobina, la ferritina, el hierro sérico, la vitamina B12 y el ácido fólico, nos permitirá corregir el déficit de hierro.

Parámetros de salud cardiovascular. Colesterol total y fraccionado, apolipoproteína A, lipoproteína B, homocisteína, triglicéridos.

Salud metabólica. Prevenir riesgo de resistencia a la insulina o diabetes tipo 2: glicemia en ayunas, hemoglobina glicosilada, insulina basal, índice HOMA.

Parámetros hormonales. Como aprendimos en el primer capítulo, las hormonas en perimenopausia pueden variar mucho entre ciclos, e incluso estar normales, así que le daremos más valor a tus síntomas, pero igualmente pueden orientarnos: FSH, estradiol, prolactina, testosterona total y libre, DHEA, DHEA sulfato y progesterona en fase lútea son algunos de los que suelo pedir.

Es importante descartar problemas de tiroides, puesto que los síntomas se parecen mucho a los de la perimenopausia y la salud de esta glándula es muy importante: TSH, T3, T4 totales y libres, T3 reversa, y anticuerpos antitiroideos si tienes historial de la enfermedad de Hashimoto.

Pruebas de función renal y hepática. El hígado y los riñones son órganos cuya buena función es imprescindible para la salud presente y futura. Solemos pedir transaminasas, urea y creatinina. Si como yo, estás tomando creatina como suplemento, es recomendable que descases durante una o dos semanas antes del examen para que no te salga la creatina elevada. Este es el motivo que condujo al mito de que la creatina daña los riñones que te expliqué en el segundo capítulo sobre suplementación. Si lo haces, así no tendrás que darle explicaciones a tu médico que, si no está al día en materia de suplementación, te dirá que dejes la creatina.

Marcadores de inflamación. Test como la PCR ultrasensible nos pueden ayudar a identificar inflamación crónica de bajo grado y tomar las medidas necesarias para modificar la balanza a favor de la salud.

Niveles de vitamina D. Como vimos en el primer capítulo, la vitamina D cumple múltiples funciones fundamentales para la salud de cuerpo y mente. En el último consenso internacional de endocrinólogos se estableció que no era necesario medirla, salvo en población de riesgo. Yo difiero de esta recomendación porque considero que es una decisión basada en costes. Mi recomendación es que, siempre que puedas, pidas que te la midan. En mi experiencia clínica, la mayoría de mis pacientes que no se suplementan tienen niveles bajos de vitamina D. Muchos de sus síntomas mejoran con esta sencilla suplementación y algunos cambios en el estilo de vida.

Índice de omega-3. Es una prueba donde se mide en glóbulos rojos la cantidad de ácidos grasos omega-3 que tenemos en nuestro cuerpo, que como hemos aprendido son antiinflamatorios y cumplen una función importantísima para la salud integral. Si nos sale bajo, nos pueden ayudar a tomar decisiones en la alimentación y la suplementación que recibimos.

En caso de osteopenia u osteoporosis. En la perimenopausia, si observamos osteopenia u osteoporosis, la mayoría de las veces están causadas por la disminución de estrógenos, pero también hay que descartar otras causas para poder mejorar esta condición. Por lo tanto, te solicitarán algunas pruebas adicionales como calcio en orina de veinticuatro horas o telopéptido C-terminal (CTX).

Evaluación cardiovascular. Es clave sobre todo si tienes algún factor de riesgo como ser fumadora o haber fumado, tener tensión arterial elevada, antecedentes familiares de cardiopatía, colesterol o triglicéridos elevados durante mucho tiempo, sedentarismo o estrés laboral crónico.

El corazón y las arterias son tan nobles que aguantan durante muchos años sin darnos un solo síntoma o nos dan pistas muy inespecíficas, como el cansancio. Las arterias enferman lentamente y no nos damos ni cuenta, por eso transformemos esta etapa en la oportunidad de cuidar nuestro corazón. Hacer una valoración completa que incluya ecocardiografía, electrocardiograma y, si es necesario, un Doppler de las arterias carotídeas es una gran herramienta para identificar problemas de forma precoz.

Si además eres deportista, una mujer muy activa y quieres ir un poco más allá, te recomiendo realizarte una prueba de esfuerzo con medición de gases: ergoespirometría. Esto te va a servir como un test metabólico donde una experta o experto en medicina deportiva te hará correr en una cinta con una mascarilla mientras monitorean una cantidad de parámetros, como la capacidad máxima de tus tejidos para utilizar el oxígeno, lo cual es actualmente el principal parámetro de longevidad.

Yo lo realicé en febrero de 2025 antes de correr el maratón de Barcelona con la doctora Cristina Salazar, una maravillosa profesional, amable, cercana y con una buena energía contagiosa. Ha sido uno de los test de salud más completos que me he realizado en toda mi vida, ya que me calculó la cantidad de masa muscular, hizo un ecocardiograma y midió mi función metabólica, lo cual me dio gran tranquilidad para ir al maratón con los deberes hechos y saber que todos esos pequeños hábitos de cada día sí se reflejan en los resultados de salud. El estilo de vida saludable suele tener su recompensa.

Otros profesionales que te recomiendo visitar cada cierto tiempo solo por prevención:

Dermatólogo. En mi caso es uno de mis principales factores de riesgo, ya que la piel tiene memoria. Yo me he expuesto durante mucho tiempo al sol, y es importante hacer una revisión de toda la piel en busca de manchas, lunares o lesiones que haya que estudiar.

Además, si tienes problemas de caída de pelo, manchas en la piel, flacidez…, los dermatólogos son los profesionales adecuados para darnos recomendaciones que nos ayuden a mejorar estos problemas tan frecuentes en la perimenopausia.

Odontólogo. Como ya sabes, somos un conjunto y todo está conectado. Este principio se cumple con la relación enorme que hay entre cualquier enfermedad bucodental y la salud en general. Someternos a una higiene dental, revisar que no tengamos caries, gingivitis o corregir una mala mordida nos puede ahorrar toda clase de problemas, desde un evento cardiovascular hasta contracturas musculares.

Mientras escribo estas líneas, comienzo a recordar que en breve tengo que volver a hacer un tratamiento de ortodoncia, ya no solo por estética, sino por mi salud futura. Una mala mordida u oclusión inadecuada nos puede traer consecuencias futuras.

> Revisar tus dientes de manera periódica es un gran hábito de salud integral.

Digestólogo. Si tienes historia de problemas digestivos, estreñimiento crónico, antecedentes familiares de cáncer de colon o síntomas digestivos que te afectan, es recomendable hacer una evaluación con un especialista. Muchas veces se pueden detectar mediante una colonoscopia pequeñas lesiones tratables.

Fisioterapeuta. Los fisioterapeutas son unos profesionales a los que deberíamos acudir de rutina para prevenir lesiones. Tengo una gran amiga que tiene la cita del fisio en la agenda como un acto de autocuidado, y así debería ser. Alargar al máximo nuestra vida activa, prevenir lesiones, aliviar dolores causados por malas posturas, sobrecargas de grupos musculares... son parte de ese kit de herramientas que nos ayudará a tener el cuerpo fuerte y sano durante muchos años.

Una simple visita a un buen fisio le podría haber ahorrado muchos problemas de salud a miles de mujeres que me escriben que dejaron de entrenar a causa de una lesión. Un buen profesional nunca te prohibirá la actividad por completo, sino que la adaptará. Las consecuencias del sedentarismo afectan a todas las áreas de la salud. Si es tu caso, estás a tiempo de retomar con ayuda tu actividad física. Nunca es tarde, eso sí, busca que te asesoren.

Otros profesionales que pueden ayudarte a prevenir o controlar condiciones de salud frecuentes son:

- Endocrinólogo: en caso de problemas tiroideos, por ejemplo, u otros trastornos hormonales.

- Inmunólogo o internista: si presentas alguna condición autoinmune.
- Médico vascular: si tienes varices o problemas circulatorios.
- Psicólogo o psiquiatra.

Puede que estés pensando: «¿Todo esto tengo que hacer para estar bien? ¡Cuánto trabajo da la perimenopausia! No es normal tener que hacer tantas cosas».

Te entiendo y sé que mantenernos sanas puede sonar a mucho trabajo a medida que van pasando los años. Por otro lado, nos han vendido la falsa idea de que las mujeres hemos vivido toda la vida después de la menopausia sin ningún cuidado adicional, pero eso no es cierto. La realidad es que una gran parte de la población moría mucho antes. Apenas a comienzos del siglo pasado la esperanza de vida no superaba los 50 o 60 años, según algunos registros. Sabemos que los avances científicos han contribuido a aumentar la esperanza de vida permitiéndonos vivir cada vez más años después de la menopausia.

Por consiguiente, **sí** necesitamos cuidados, **sí** necesitamos prevención, adelantarnos a la enfermedad, conocer lo que nos ayuda a vivir mejor y hacernos responsables de nuestra salud. No podremos evitarlo todo. Por supuesto cuidarnos no nos garantiza estar totalmente libres de enfermedades, pero nos ayuda a reducir muchos riesgos.

De ahora en adelante, te invito cada cierto tiempo a pensar en cómo quieres vivir los próximos veinte, treinta, cuarenta o cincuenta años. No solemos pensar a tan largo plazo, pero en realidad todo lo que estamos haciendo ahora influirá en la manera en la que vivamos la tercera edad. Te invito a reemplazar el miedo por la acción. A ser proactiva en lugar de preocuparte. A ser parte de ese cambio de paradigma que propongo: **cambiar la fragilidad y el deterioro por la vitalidad y la salud plena a cualquier edad**.

Ojalá en unos años cambiemos nuestra actitud hacia el envejecimiento. Ojalá lo vivamos de una forma más amable, recibamos la tercera edad con gratitud y aceptación, con orgullo y admiración hacia nosotras mismas y hacia lo que nos hemos transformado con el paso del tiempo.

Ojalá la sociedad admire y respete cada vez más a las personas mayores. Que cumplir años sea sinónimo de sabiduría y experiencia, que sea un valor añadido. Que cada vez más veamos a personas de ochenta y noventa años con aspecto robusto, cuerpos sanos y ágiles, huesos fuertes, mirada brillante y sonrisa amplia. Adultos mayores ilusionados con su vida, útiles y totalmente independientes: este sería un gran objetivo para la nueva medicina; para mí, además, sería un sueño cumplido ser parte de esta nueva visión de la salud, un enfoque preventivo que contribuya a la longevidad saludable de las mujeres.

Recomendación de salud estrella:

- Apunta en tu agenda las revisiones anuales o periódicas que sueles hacer con tus profesionales de la salud de confianza. Pide las citas con antelación y asesórate sobre todo lo que esté en tus manos para reducir tus riesgos personales.
- Escribe en un diario lo que piensas acerca del envejecimiento, qué emociones te despierta imaginar que te haces mayor. Ponte en un escenario donde eres frágil, sufres de varias enfermedades, tienes poca movilidad y dependes de la ayuda de otras personas, y otro en el que llegas a muy mayor, con fuerza, ganas de vivir y sintiéndote útil.
- Utiliza este ejercicio para aquellos días en que te cueste encontrar fuerzas para seguir con tus hábitos saludables.
- Escribe cinco proyectos que te gustaría realizar durante tu tercera edad.

Capítulo 12

Los desafíos de la perimenopausia

Tu oportunidad para hacerte más grande que tus desafíos

La perimenopausia es muy larga, como ya hemos aprendido. Entre los 35 y 55 años aproximadamente de la vida de la mujer confluyen una gran cantidad de situaciones que atravesamos.

La perimenopausia no llega sola. No es únicamente una transición hormonal, sino una etapa de la vida que suele coincidir con **cambios profundos en el entorno emocional, familiar y espiritual**. Muchas mujeres me dicen: «No sé si es la perimenopausia o la vida misma, pero siento que todo se está moviendo». Y tienen razón. A los cuarenta y tantos, muchas nos enfrentamos simultáneamente a:

- Hijos pequeños que aún demandan atención constante.
- Hijos adolescentes que desafían límites y nos confrontan.
- Separaciones, divorcios o relaciones que ya no nos nutren.
- Amigos de muchos años con quienes nos damos cuenta de que ya no tenemos nada en común o amistades que nos roban energía en lugar de nutrirnos mutuamente.
- Padres enfermos o envejeciendo que requieren cuidados.
- Migraciones, mudanzas, cambios de país o cultura.

- Crisis laborales: despidos, reinvenciones, agotamiento.
- Crisis espirituales: ¿quién soy ahora?, ¿qué sentido tiene todo esto?

Este cóctel de circunstancias puede hacer que la perimenopausia se sienta como una tormenta interna y externa. Pero también puede ser el **portal hacia una versión más auténtica, fuerte y libre de ti misma.**

Muchas veces llegamos a la perimenopausia mientras criamos a niños muy pequeños. Esto es muy habitual hoy día, ya que la media de edad a la que comenzamos a buscar el primer embarazo ha aumentado mucho en las últimas décadas. Por este motivo, cuando estaba trabajando en reproducción asistida me tocó ayudar a muchas mujeres con problemas de fertilidad que estaban en plena transición a la menopausia sin saberlo. Muchas de ellas lograron el embarazo y poco después de nacer el bebé entraron de lleno en la perimenopausia. Identificar lo que nos está sucediendo puede ser muy difícil, dado que se juntan los síntomas del posparto, del cambio hormonal que produce la lactancia materna con el cansancio, las noches sin dormir y todo lo que supone cuidar de una nueva vida.

Numerosas pacientes me han contado que dejaron de tener reglas justo después del nacimiento de sus bebés. Algunas de ellas tenían sofocos, sequedad vaginal, irritabilidad, tristeza, llanto fácil, aumento de grasa... y todo fue atribuido a los cambios del posparto y a todos los desafíos con los que lidiamos las madres. Muchas aguantaron sus síntomas durante varios años hasta que leyeron algo, escucharon un pódcast, un artículo que las hizo pensar que lo que les estaba ocurriendo no era normal... Entonces buscaron ayuda.

La enorme responsabilidad y dedicación que supone cuidar de un bebé nos lleva a muchas mujeres a dejarnos de lado durante una temporada. Nos ponemos en el último lugar y muchas veces no priorizamos ese tiempo para hacer ejercicio, para descansar, para no hacer nada, lo cual contribuye a empeorar los síntomas. El modelo de sociedad en el que vivimos, muchas veces nos obliga a criar en soledad. Hay familias que no tienen más ayuda por parte de otros miembros, ambos trabajan, los abuelos no están cerca —como ha sido el caso de mi familia—, por no hablar de las mujeres que ejercen la maternidad en solitario. Gestionar todos estos cambios hormonales sin entender lo que sucede en nuestro cuerpo, sin nadie que nos eche una mano y con la sensación de tener que continuar a pesar del malestar porque si no la casa se derrumba, es el sentir de muchas mujeres. No es de extrañar que tantas madres se sientan abrumadas.

Cuando se junta la adolescencia con la perimenopausia

Ya hemos aprendido que la perimenopausia es una segunda adolescencia y muchas veces la atravesamos teniendo en casa hijos o sobrinos adolescentes. Esta es mi situación actual, ya que mis dos hijos están justo entrando en esa etapa. En estos casos, ser compasivas con nosotras mismas resulta clave.

La comunicación es nuestra mejor herramienta. Utiliza tus momentos de mayor serenidad para comunicar en casa cómo te sientes. Entender que el cerebro de tu hijo o hija está cambiando y que muchas veces no se entiende ni a sí mismo es parte del trabajo más duro, porque a menudo vamos a necesitar comprensión, apoyo y un abrazo, pero ellos están en lo suyo también.

Son demasiados cambios hormonales juntos. Nos toca ser pacientes y buscar apoyo en las voces expertas en adolescencia. No dudes en apuntarte a cursos de «Cómo entender mejor a tu adolescente», «Qué pasa en el cerebro de tu hijo adolescente» y cosas por el estilo, siempre que vengan de profesionales con formación acreditada y que estén alineados con tus valores.

Cuando estamos en la función *No soy yo, son mis hormonas*, mi amiga Patri Psicóloga, al llegar a la parte donde hablamos de la adolescencia, le pide al público que grite: «¡Amo la adolescencia!». Luego explica que la adolescencia puede ser una etapa preciosa y que no debemos predisponernos a que sea difícil o complicada. Eso es parte de la «profecía autocumplida»; debemos estar abiertas a que puede ser una etapa de mucho crecimiento, aprendizaje y experiencias juntos.

Siempre te hablo de poner el foco en lo bueno. Si tienes un hijo adolescente o próximo a entrar en la adolescencia, procura disfrutar de los momentos bonitos juntos, que los hay. Intenta ir con la mente abierta a esta nueva aventura sin tantos prejuicios y trata de recordar que tú un día también fuiste una adolescente. Yo recuerdo que tuve días en los que no me soportaba ni a mí misma, ja, ja. Pensaba que los adultos no se enteraban de nada y había demasiadas cosas que no valoraba lo suficiente. Es que es tal cual como si unos obreros estuvieran metidos dentro de nuestro cerebro, haciendo reformas y tumbando paredes.

Muchas de las cosas que dicen los adolescentes las dicen sin pensar en que nos pueden hacer daño, se están intentando entender a ellos mismos y nosotras, nos guste o no, somos las adultas. Es importante recordarnos esto cada cierto tiempo. Podemos tener un mantra, una frase, una pulsera, un objeto que nos recuerde en los momentos difíciles que estamos aprendiendo con ellos. Que nos recuerde que nuestro cerebro también está cambiando y que necesitamos respirar y ser pacientes para no decir nada que hiera, para simplemente estar de forma incondicional, pese a que no sean nuestros días más brillantes, pese a que no nos sintamos bien. Estamos navegando en medio de una tormenta hormonal que pronto pasará y llegaremos a buen puerto.

> La adolescencia, cuando se combina con la perimenopausia, se puede llegar a sentir como navegar en medio de una tormenta hormonal.

Si la tormenta se intensifica, te aconsejo que pidas la ayuda de un «marinero experimentado». No dudes en concertar una cita con una psicóloga o un psicólogo experto en adolescencia para que os asesore y dé herramientas para mejorar la relación y para que puedas vivir esta transición con apoyo.

Hay días en los que podemos sentirnos menos resilientes y en que los problemas se nos antojan enormes. Eso también puede ser hormonal. En esos días recuerda estas líneas, no estás sola. Muchas veces únicamente hay que volver a la lista que hicimos en el sexto capítulo de todas esas cosas que nos ayudan a sentirnos mejor. Muchas veces solo necesitamos llorar, dejarnos caer por un día y parar de soportar el peso del mundo a cuestas.

Somos humanas, aunque a veces lo olvidemos.

Amistades que acaban: un tema más tabú
que la perimenopausia

Solemos encontrar mucha validación, apoyo y comprensión cuando una relación de pareja se acaba. Sin embargo, cuando una amistad termina podemos sufrir mucho, pero no lo expresamos. Da la sensación de que romper una amistad es de «mala persona», ¿no crees? «Algo malo habremos hecho». Nos queda un mal sabor de boca cuando estas cosas pasan, como si estuviéramos defectuosas.

Mucha gente asume que, si tenemos amigos de muchos años, el vínculo debería permanecer. No estoy de acuerdo. La Radharani que comenzó una amistad con alguien hace cuarenta o veinte años era una persona diferente a quien soy hoy. Las personas podemos evolucionar de manera diferente y que lo que nos unió en un pasado no lo haga necesariamente ahora, tal como sucede en las relaciones de pareja. Nuestra forma de ver la vida cambia y algunas veces nos distanciamos de personas con las que compartíamos algunos aspectos en el pasado, pero ya no es así. Nuestro entorno se transforma con nosotras. Cuando crecemos también cambia nuestra energía y podemos distanciarnos de personas a quienes estuvimos unidas en el pasado. Esto puede doler y puede acompañarse de culpa.

Cuando iniciamos un camino de desarrollo personal, muchas de nuestras creencias suelen cambiar. Esto va transformando nuestra forma de ser y estar en el mundo, nos abre la mente a nuevas realidades y a muchas posibilidades también. No obstante, nuestro antiguo entorno no siempre evoluciona junto con nosotras. Eso puede hacernos sentir fuera de lugar, incomprendidas o juzgadas. Por eso si nosotras cambiamos, nuestro entorno cambiará. Nuestra nueva identidad nos acercará a personas que estén en sintonía con nosotras y, por ende, nos irá alejando de aquellas con las que ya no nos sentimos alineadas. Normalizar esta situación nos alejará del drama, de la culpa y del juicio hacia nosotras mismas, que a veces nos produce priorizar nuestra paz mental al alejarnos de personas que no nos aportan nada.

«Si no suma, resta», me dice siempre una querida amiga cuando hablamos de este tema. Nuestro tiempo y energía son recursos muy valiosos. Además, son limitados, por eso tendremos que decidir a qué prestarle atención y a qué no, a qué eventos asistir y a cuáles simplemente dar las gracias por invitarnos. Entender que no es necesario opinar acerca de todo, ni mucho menos tener la razón siempre, nos permitirá ahorrar mucha energía para dedicarla a las cosas que sí nos aportan y nos enriquecen.

Rodearte de un círculo de personas con las que te sientas en armonía, en paz, escuchada y admirada es salud integral. Esas personas que nos apoyan, que celebran nuestros logros de manera genuina, que quieren vernos bien, serán grandes aliadas para navegar por la perimenopausia con optimismo.

¿Cómo encontrar un entorno enriquecedor, que te apoye, que te nutra? Si ahora mismo estás pensando: «¡Ojalá pudiera encontrar personas así! Mi entorno no me apoya, no me siento validada, me siento sola», te animo a que te apuntes a actividades donde puedas reunirte con personas que tengan inquietudes, gustos o aficiones parecidas a las tuyas, como por ejemplo practicar deporte, un club de lectura, talleres de cocina, un programa de mindfulness, un curso del idioma que te guste o un voluntariado, entre tantas actividades bonitas y gratificantes que podemos realizar.

Reunirnos y compartir nuestro tiempo, ideas, experiencias y proyectos futuros con personas que están en la misma frecuencia que nosotras nos impulsará a seguir creciendo, nos mantendrá en esa escalera de la que hablo en el *Gran libro de la salud integral femenina*, hacia nuestra «yo» saludable del futuro. Juntas es más fácil y divertido.

Tener un grupo de amigas con quienes navegar juntas por la perimenopausia es, me atrevo a decir, tan importante como el ejercicio físico o una buena alimentación en cuanto al peso que tienen sobre nuestra salud integral. Llegar a esta etapa de la vida acompañada de gente que nos quieren, que realmente se preocupa por nosotras, que nos hace reír a carcajadas o que, simplemente, está al otro lado del teléfono cuando necesitamos hablar, es algo por lo que agradecer cada día.

Cuando hemos cuidado de los polluelos toda la vida y de pronto llegó el momento de dejarlos volar: el síndrome del nido vacío.

«Lo más difícil que me ha tocado vivir», me contaba una gran amiga. No hay herramientas suficientes para vivir esta etapa.

Mi suegra me dijo un día: «Cuando ellos van creciendo, todos esos cambios que vivimos son pequeños desgarros en el corazón». Recuerdo cuando terminaron la guardería, cuando salieron de sexto grado o cuando mi hijo mayor me dijo que ya no quería jugar más con sus Playmobil. Un año atrás le encantaban. Es aceptar y soltar. Comprender que la vida cambia, que nada es permanente y que necesitamos tener una buena relación con nosotras mismas. Por eso es importante llenar nuestra vida de pasiones, aficiones, de actividades que nos hagan sentir valiosas y útiles.

Es muy desafiante haber construido vidas que giran en torno a nuestros hijos, dedicarles tantas horas, tantos cuidados y, de repente, un día eso ya no está. Haz espacio para el duelo, para procesar ese vacío y ese gran cambio y, si lo necesitas, pide ayuda. Con tiempo, amor y paciencia, aprenderás a disfrutar de más espacio para ti, más independencia y nuevos proyectos. Aceptar y soltar son dos grandes lecciones que nos ayudarán a vivir más tranquilas.

Recomendación para una perimenopausia estrella:

- Si estás afrontando algún desafío importante, escribe en tu libreta después de una caminata las reflexiones que te ha dejado este capítulo y cuál podría ser ese pequeño paso que te alivie, que te aporte paz.
- Llama a esa amiga que está afrontando el síndrome de nido vacío, hijos adolescentes, cambios laborales o una separación, y hazle saber que la admiras, que la aprecias y que la apoyas en esta etapa.

Bono

Tu oportunidad para recibir los 50 con una salud estrella

TE ENSEÑO A CONSTRUIR LAS MEJORES RUTINAS QUE TE
AYUDARÁN A ALCANZAR UNA SALUD PLENA

La manera en la que vivamos el tiempo que está por venir depende en gran parte de los pequeños hábitos de cada día y de las rutinas que mantengamos a lo largo de los años. Todo lo que hagamos hoy es una inversión para el futuro.

Muchas mujeres piensan que tienen que hacer un cambio radical de todos sus hábitos, cuidar cada detalle, hacerlo perfecto y nunca fallar, pero en realidad eso es lo que nos lleva a sufrir y a abandonar el estilo de vida saludable. La clave está en **disfrutar**. Aprender a construir un estilo de vida sano, flexible y sostenible que disfrutes es el mejor regalo que puedes hacerte a ti misma.

En realidad, todo es una creencia. Y disfrutar o no de un hábito depende de la creencia que tengamos acerca del disfrute y la diversión. Te lo explicaré mediante la historia de una paciente. Inés fue a la consulta para que le indicara un método anticonceptivo. Cuando le expliqué las distintas opciones, me dijo que prefería pastillas anticonceptivas. Entonces comencé a profundizar en su historia médica y me dijo que fumaba un paquete de cigarrillos diario. Le expuse que en su caso la combinación de estrógenos orales y tabaco no era una buena opción, porque aumenta el riesgo cardiovascular. «La mejor decisión para tu salud futura es dejar de fumar», le expliqué y la animé a pensarlo contándole historias inspiradoras de otras mujeres que lo habían dejado. Ella me respondió: «Sí, sé que tienes razón, quiero dejarlo, pero ahora viene el verano y me quiero divertir».

La respuesta estaba clara: para Inés dejar de fumar no es divertido, seguir fumando forma parte de lo que ella interpreta como diversión. De ese modo, dejar el tabaco no será sostenible a largo plazo porque nadie quiere tener una vida aburrida. Por lo tanto, la forma más sencilla de dejar de fumar para Inés es comenzar a cambiar la creencia acerca del tabaco. Que para ella sea más divertido no fumar que seguir siendo fumadora. ¿Y cómo se logra esto? Yo lo he podido aplicar con muchos hábitos de mi vida. Se trata de encontrar las ventajas que te aporta el nuevo hábito y hacerlo consciente. Dejar de repetir el viejo hábito en automático, que es lo que solemos hacer. Por supuesto que fumar, el alcohol o las drogas además implican una adicción física. Eso requiere en muchos casos ayuda profesional y sé que no siempre es sencillo.

Si por un momento nos detenemos a pensar acerca de las desventajas que nos trae el hábito que queremos cambiar en comparación con las ventajas que nos aporta el hábito nuevo, muchas veces nos animará a cambiarlo hasta que logremos automatizarlo. Por ejemplo, la Radharani de hace muchos años pensaba que beber alcohol en una reunión o fiesta era mucho más divertido que no hacerlo. Entonces, cuando llegaba a una fiesta y me ofrecían una copa, la aceptaba de inmediato, sin siquiera detenerme unos segundos para analizar si realmente me apetecía beberla en ese momento. Tampoco pensaba acerca de cómo me sentiría al día siguiente. No pensaba. Punto.

Durante el embarazo de mi primer hijo, fui consciente de que no necesitaba alcohol para disfrutar de las celebraciones. Luego, cuando comencé a preparar el primer maratón, reduje el alcohol a mínimas cantidades porque me compensaba mucho más rendir en mi entrenamiento al día siguiente. Entonces se volvió mucho más divertido no beber alcohol que hacerlo. Y así con todos los demás hábitos saludables: acostarse temprano, madrugar y ver el amanecer, comer saludablemente, meditar, entrenar la fuerza, etcétera.

Se trata de poner sobre la balanza lo que te compensa y lo que no de cada hábito. Puedes hacerlo solo con el hábito que quieres transformar. La idea es que el nuevo hábito saludable se convierta en más divertido que el antiguo hábito poco saludable. Por ejemplo, pongamos que, en tu caso, duermes poco porque te acuestas tarde porque haces maratones de series en la televisión. Eso es muy divertido en el momento porque disfrutas ese rato, te relajas tumbada en el sofá y lo pasas bien. Con todo, al día siguiente no logras despertarte a la hora que te gustaría, estás cansada para entrenar; entonces, aplazas tu actividad y pasas todo el día agotada, comes peor, te cuesta gestionar el estrés y a la larga te causará problemas de salud.

Cuando te detienes a analizar las consecuencias de no cambiar el hábito de acostarte tarde, te percatas de lo divertido que puede ser irse a dormir temprano y paso a paso vas transformando esa creencia. No hay nada tan divertido como sentirnos bien, tener energía, amanecer sin dolor, con ilusión, con ganas de disfrutar del día.

Hemos ido adquiriendo muchos de los hábitos que no nos ayudan, instintivamente, sin cuestionarlos, sin analizar su impacto, y recuerda que cuando éramos más jóvenes teníamos a nuestro gran guardaespaldas, las hormonas, que atenuaban en gran parte todo eso que no nos conviene ni nos ayuda. Teníamos muchos estrógenos, masa muscular, colágeno a tope, testosterona y células jóvenes con gran capacidad de reparación. Conforme va pasando el tiempo y los estrógenos disminuyen, es como si nos abandonara el guardaespaldas y todo eso que no nos ayuda nos afecta mucho más.

Por eso te invito a transformar tu perimenopausia en una gran oportunidad para plantearte qué hábitos están inclinando tu balanza hacia la inflamación, la oxidación y el deterioro. Asimismo, cuáles de los que llevas arrastrando desde hace años están acelerando tu envejecimiento celular y también qué hábitos, si te decidieras a cambiarlos, te ayudarán a construir bienestar, plenitud, fuerza y salud futura.

No pienses en resultados inmediatos. Este es un camino para toda la vida, así que visualiza los siguientes cinco, diez, quince, veinte años. El tiempo pasará igual, por eso te invito a soltar la prisa, olvídate de las soluciones inmediatas y vuelve a lo básico. Regresa a tus pequeños hábitos de cada día, porque ahí radica el secreto de tu salud estrella.

Muchas veces nos falta ese recordatorio diario, una voz que nos diga: «Paciencia, que todo lo que hagas hoy suma salud». No se trata de preparar el plato perfecto ni de medir todos tus parámetros de salud obsesivamente, se trata de alcanzar el equilibrio.

Si le preguntas a varias personas que gocen de buena salud, te inspiren y lleven un buen estilo de vida, te sorprenderá ver que la inmensa mayoría lo han logrado gracias a sus rutinas y hábitos saludables. No hay trucos. La mayoría no hacen cosas extremas ni raras, y se permiten cada cierto tiempo hacer lo que consideramos poco saludable, porque saben que mantener su estilo de vida para siempre implica ser flexibles.

Lo que comparten la mayoría de las personas que tienen un estilo de vida saludable y reflejan energía, fuerza y vitalidad es que han sido pacientes y constantes con sus rutinas.

Piensa a largo plazo y empieza por modificar un pequeño hábito que no te ayuda: puede ser acostarte más temprano en lugar de trasnochar, comer un poco más de verdura, beber agua con más frecuencia, incluir el ejercicio de fuerza en tus entrenamientos, comenzar a leer unas páginas cada día, limitar el tiempo de pantallas, reducir el alcohol, trabajar en tus límites, dedicar más tiempo a tus seres queridos, por ejemplo, o cualquier otro hábito que te aporte salud, vitalidad y energía.

Hazlo fácil

Con frecuencia, la respuesta está en lo más sencillo. Cuando creamos rutinas complicadas o intentamos adquirir hábitos que implican mucho esfuerzo, los abandonamos pronto. Cuanto más fácil te lo pongas, más posibilidad tienes de mantener ese hábito nuevo: el gimnasio cerca de la casa o del trabajo, la clase a la hora que sueles estar libre, la comida con ingredientes que puedes conseguir con facilidad, el suplemento visible para poder tomarlo a la hora pautada, la cápsula de progesterona en la mesilla de noche para recordar tomarla antes de dormir, el protector solar al lado del cepillo de dientes para aplicarlo a continuación, y así podría seguir dándote ideas de hábitos sencillos que transforman tu vida cuando se repiten día a día.

Nuestro cerebro quiere ahorrar energía por si la necesitas en caso de algún peligro; por eso, al principio, cuando estés empezando a practicar una rutina nueva o incorpores un hábito, sentirás que te genera un poco más de esfuerzo recordarlo. Asimismo, a medida que pasa el tiempo y repites el hábito cada día, llega un momento es que cada vez es más fácil y apenas inviertes esfuerzo en realizarlo. Ese es el poder de las rutinas, por eso son el eje central de un estilo de vida saludable.

> Cuanto más sencillas sean nuestras rutinas, más sostenibles serán a largo plazo.

Hazlo desde la inspiración, desde la admiración hacia quien eres y desde la gratitud hacia la vida; muchas veces queremos mejorar nuestro estilo de vida, pero lo hacemos movidas por la vergüenza hacia quienes somos, desde la culpa por arrastrar un mal hábito. Eso no nos ayuda, en lugar de motivarnos nos resulta pesado y lo vemos más complicado de lo que es, ya que nos sentimos defectuosas e intentamos cambiar desde una energía de carencia, como si nos faltara una pieza para estar completas o nuestras vidas fueran defectuosas.

No es lo mismo querer empezar a correr porque me sentiré mejor al hacerlo, agradecida de poder mover mi cuerpo y disfrutar de ese momento de autocuidado con todos los beneficios que tendrá para mi salud futura, que pensar: «Soy una vaga, tengo que empezar a correr porque, si no, me voy a oxidar y estaré enferma. Mira este cuerpo, qué desastre, cómo he podido descuidarme así. A ver si esta vez consigo salir y no me quedo dormida como siempre. Es que no sirvo para hacer ejercicio. Seguro que voy a sufrir». Y si además de todos estos autorreproches desde la vergüenza y la culpa, cada vez que tengo que salir se me hace una montaña y lo veo como una obligación, como un deber, ese hábito está condenado a abandonarse al poco tiempo.

Si, por el contrario, te enfocas en disfrutar de la persona en la que te transformas cuando te vuelves más activa, cuando sales a entrenar, te tratas con amabilidad y respeto, y te das las gracias por cuidar de tu salud y querer mejorar tu estilo de vida, tu energía cambia. Es mucho más fácil que vuelvas a querer salir a correr porque paso a paso, zancada a zancada, te enamoras de la persona en la que te estás convirtiendo.

La vida nos brinda la oportunidad de incorporar hábitos y rutinas que nos ayudan a estar más sanas, fuertes y plenas cada día. Aprender a verlo como una bendición y agradecer cada una de esas oportunidades cambia totalmente la energía desde donde lo hacemos. Deja de ser una obligación para ser un regalo, deja de parecer un castigo para transformarse en un ladrillo más para construir tu salud estrella y, además, esa energía de la admiración y el respeto hacia tu logro se traslada a todas las áreas de tu día.

Si tú dices que vas a despertarte a las seis de la mañana a entrenar y efectivamente lo cumples, tu confianza en ti misma aumenta, tu energía para empezar el día es otra, tu actitud para afrontar los desafíos es más resolutiva, tus ganas de comer saludablemente aumentan. Es una cadena que, además, se contagia a tus seres queridos y a tu entorno. Te transformas en inspiración y en un referente.

Querida lectora estrella, todas las cosas que has ido aprendiendo a lo largo de estas páginas te ayudarán a navegar por la perimenopausia con confianza, fortaleza y serenidad. Inspirarte para adquirir hábitos relacionados con la estrella de la salud e incorporar rutinas que te ayuden a sentirte mejor y a prevenir enfermedades son probablemente los mejores regalos que quiero hacerte. Sé que estás deseando desde hace tiempo mejorar algún hábito que marcará la diferencia. Ahora tienes esa oportunidad, no lo postergues, toma acción y sigue estas tres recomendaciones:

* Hazlo divertido.
* Hazlo fácil.
* Hazlo desde la inspiración, desde la admiración hacia quien eres y desde la gratitud hacia la vida.

Recomendación para una perimenopausia estrella

Toma tu libreta de la estrella de la salud y apunta ese hábito que quieres cambiar, mejorar, o esa rutina que estás deseando practicar hace tiempo que sabes que marcaría la diferencia en tu día. Tiene que ser la que a ti te funcione a la hora que te venga mejor. Escribe un compromiso y cumple contigo cada día. Cuando lo logres incorporar, comparte tu historia en Instagram si te apetece y etiqueta mi cuenta @doctorajimenez con el hashtag #laperimenopausiaexiste para seguir inspirando a otras mujeres a sentirse sanas, plenas y fuertes en mente, cuerpo y espíritu.

Cómo estoy viviendo mi perimenopausia

Te cuento en primera persona cómo estoy viviendo mis cambios hormonales, los síntomas que he ido notando, lo que a mí me funciona para sentirme bien y las herramientas que utilizo los días más desafiantes.

También me gustaría contarte que esta etapa ha sido la de mayor crecimiento en toda mi vida, porque me ha permitido encontrarme con facetas de mí que desconocía. Me ha mostrado muchas de mis sombras, ha situado mis miedos y mis preocupaciones en primer plano para aprender a afrontarlos y me ha ayudado a ponerme en la piel de mis pacientes, lectoras y seguidoras.

Durante el proceso de escritura de este libro viví muchos cambios y he podido experimentar mi propia perimenopausia como una especie de ironía de la vida para que le pusiera más pasión y realismo a cada palabra que te he contado, ja, ja, ja. Tal como te dije en el primer capítulo, muchas mujeres ignoran sus síntomas de perimenopausia porque no logran diferenciar si se trata de estrés, ansiedad o cansancio por exceso de trabajo; algunas veces lo atribuyen a las preocupaciones o los desafíos propios de esta época de la vida y otras niegan que estén ya en ese periodo. Así, hacemos la vista gorda o lo vamos dejando pasar para ver si desaparecen solos los síntomas.

Es superdifícil diferenciar el estrés laboral de los cambios emocionales propios de la perimenopausia, y muchas veces se parece al *burnout*. A mí me sucedió algo parecido. Como estoy acostumbrada a meterme en varios proyectos —soy un alma inquieta, por así decirlo—, me costó reconocer lo que me estaba pasando a pesar de llevar años estudiando e investigando.

Mis cambios han sido en la esfera emocional principalmente. Sigo teniendo ciclos regulares, pero en la fase lútea tenía síntomas por falta de progesterona, por lo que comencé a tomar progesterona natural. Algunos días noto que mi resiliencia no es la misma y que algunos desafíos se hacen más duros de superar que antes. Es como si algunas veces los problemas parecieran más grandes de lo que en realidad son.

Usaré terapia hormonal todo el tiempo que sea posible, pues soy una fan absoluta de las hormonas bien utilizadas en conjunto con un buen estilo de vida. Me apoyo con suplementos específicos que me ayudan a potenciar las áreas que yo necesito. Suelo tomar:

- Vitamina D3K2 cada mañana con el desayuno para llegar a valores óptimos.

- Creatina: 5 gramos cada día. Los suelo tomar junto con péptidos de colágeno hidrolizado. La diferencia en mi energía y mi rendimiento deportivo es notoria.
- Magnesio bisglicinato por la noche. Me ayuda a la recuperación muscular, a la relajación y a la gestión del estrés en momentos de mucho trabajo.

Siempre digo que los suplementos son un apoyo al estilo de vida y jamás lo sustituyen. Hay que construir la base sólida. En mi caso me ayudan muchísimo y las mujeres me preguntaban tantas veces cuál era mejor tomar que comencé a investigar en profundidad acerca del tema y, junto con Patri, decidimos crear nuestra propia línea de suplementación para asegurarnos de que tengan la mayor calidad posible. Está siendo un proyecto lindo, honesto, y nos está permitiendo ayudar a muchas personas a mejorar su vida.

Si te preguntas si tengo días difíciles, la respuesta es sí, los tengo y ¿sabes qué? Todo el mundo los tiene. Nadie escapa de los días grises. La perimenopausia es la gran igualadora. En mayor o menor grado nos afecta porque las hormonas lo regulan todo, en especial, nuestros estados de ánimo y la manera de afrontar cada día. He tenido algunos en los que siento que no tengo tantas fuerzas para tantos frentes abiertos. La vida actualmente es muy compleja. Sin querer, nos metemos en ese bucle de tener que cumplir con tantas cosas. Así, esta es una gran oportunidad para simplificarlo todo y crear una vida más minimalista que nos permita estar presentes en los momentos sencillos de cada día, mirar a los ojos a nuestros seres queridos y valorar una taza de café en buena compañía. Eso nos devuelve a la calma.

Procuro tener a mano una lista de mis rituales, hábitos y herramientas que me ayudan a sentirme mejor esos días porque en esos momentos se te olvidan. Por simple que sea, escribe tu propia lista y tenla en un lugar visible. Incluye eso que te hace sentir calma, gratitud, paz, amor, ilusión, alegría, que sabes que te funciona. Por ejemplo, en mi lista aparecen bailar, escuchar música que me emociona, ir a la playa, correr, bañarme en el mar, conversar con mi esposo, dar un paseo con mis hijos, leer un libro que me inspire, meditar, hacer yoga, llamar a un par de personas que siempre me hacen reír muchísimo, escribir lo que estoy sintiendo, compartir mis reflexiones en mi cuenta de Instagram con mis estrellas, entre otras cosas; todo esto me ayuda mucho a navegar por los días más complicados, aquellos en los que no me siento al cien por cien.

El trabajo de desarrollo personal ha sido mi gran aliado durante todos estos años. Conocerme mejor, pasar tiempo sola, aprender a sentir mis emociones incómodas sin querer huir de ellas me ha permitido entender que la vida no es una línea recta, que siempre van a venir nuevos desafíos y aprender a afrontarlos sin hundirme. Porque al final todo nos aporta un aprendizaje, nuevas experiencias y emociones.

Lo que más me ha costado durante todos estos años de evolución personal ha sido aprender a poner límites y decir que no. Siempre fui una persona complaciente. Me siento muy afortunada porque mi pasado y mi historia familiar son muy complejas, y eso me llevó a interpretar mi vida como un milagro. De eso hablaré en otro libro que tratará sobre la resiliencia. Ver todo como un regalo es bueno; asimismo, me llevaba a querer dar siempre más a los demás, a estar disponible para todo el mundo todo el tiempo y a sacrificarme, porque creía que ser buena es ser sacrificada y dejarte en último lugar.

Un día, durante la perimenopausia temprana, la cuerda estalló y comencé a poner límites de la forma menos asertiva posible. Me sentía agotada de complacer a todo el mundo y tratar de llegar a todo lo que me pedían. Cuando le ponía un límite a alguien que no estaba dispuesto a aceptarlo, entonces se alejaba de mí, y entendí que los límites son un filtro. Cuando los aprendes a poner, se queda a tu lado la gente correcta, la que de verdad te valora. La perimenopausia nos da esa oportunidad, la de priorizarnos, dejar de ser unas esclavas de la validación externa y anteponer tus necesidades. Honrar tu tiempo y respetarte a ti por encima de todos.

He entendido que no todos son mis amigos. Que está bien aprender la diferencia entre amigos, conocidos, vecinos o compañeros de trabajo. Los momentos de mayores logros para mí me permitieron identificar a mis verdaderos amigos. Fueron también esos momentos los que reafirmaron mis prioridades de vida. Esta época sirve, asimismo, para reafirmar qué es lo verdaderamente importante; si no priorizamos eso, nos arrepentiremos. Medita cada cierto tiempo acerca del espacio y la energía que estás dedicando a lo más importante; si te desvías, corrige el rumbo. Por eso te aconsejo de forma encarecida disponer de un momento de reflexión, de silencio, de conexión espiritual de la manera en la que tú te sientas cómoda. Si no lo tienes, la vida te llevará como un velero sin timón y cuando pasen los años te darás cuenta de que perdiste el control por culpa del ritmo frenético. Haz pausas de vez en cuando para recalcular. La perimenopausia nos brinda esa oportunidad.

Blinda tu tiempo de entrenamiento, de meditar, de dormir, de leer..., de lo que a ti te guste. Todos intentarán robar tu atención, energía, tiempo y dinero, y tú los necesitas para realizar tus proyectos de vida. Cuídalos y atesóralos.

Mi estilo de vida y mis rutinas son mis pilares. Procuro cumplirlas desde la gratitud. Amo madrugar para ver el amanecer, es de los rituales que me alimentan el alma. En ese momento me siento agradecida con la vida y por tener un día más por delante. La naturaleza me devuelve a la calma, me hace sentir libre y abundante.

El ejercicio físico forma parte de mi vida. Moverme para mí es tan importante como comer. Afortunadamente, no me cuesta mucho esfuerzo entrenar porque me encanta la sensación al terminar y me ayuda a pensar con más claridad. Soy maratonista y doy las gracias a la vida por todo lo que he aprendido en esos largos entrenamientos. La perimenopausia es como un maratón. Tienes que aprender a convivir con cierta incomodidad y trabajar tu mente para superar esas emociones incómodas sin abandonar.

Muchas veces me preguntan qué como. Llevo una alimentación muy normal. No me prohíbo nada. Intento comer mucha verdura, legumbres, grasas buenas, carbohidratos como la avena, el boniato y la yuca. He aprendido a aumentar la proteína como te expliqué. A incorporar semillas, especias, hierbas aromáticas y alimentos fermentados. Prácticamente no tomo azúcar y mi paladar se acostumbró hace años. De vez en cuando me como un postre rico y alguna copa de vino si me apetece. Aunque he procurado reducir el alcohol a lo mínimo posible, además lo tolero fatal y me da palpitaciones, así que no me compensa ni me divierte la persona en que me convierte. Prefiero priorizar mi claridad mental y mi energía.

Desde el punto de vista de relaciones y emociones, cada vez le doy más valor a tener una mente en calma, a vivir con paz mental. Incorporo todas las herramientas psicológicas que aprendo. Recomiendo la terapia psicológica. Todos tenemos cosas que trabajar y, al resolverlas, mejoramos nuestras relaciones y sanamos los traumas. Aprender a calmar el sistema nervioso es imprescindible. Dejar de reaccionar por todo, de discutir por cosas sin transcendencia, abandonar la necesidad de tener la razón y aprender a aceptar a los demás sin juicio y desde el amor incondicional nos ayudará a lograr esa ansiada paz mental.

En cuanto a mi vida espiritual, a medida que pasa el tiempo cobra más importancia. He aprendido a escuchar mi intuición con gran claridad, estoy aprendiendo a calmar mi ego, que muchas veces se vuelve loco, sobre todo cuando estoy evolucionando. Intento ser más humilde y tomarme las críticas destructivas o los ataques como una señal de que soy humana y tengo defectos que mejorar. Ya no me duelen tanto las malas reseñas que leo de vez en cuando, entiendo que cada uno tiene su opinión y eso no me define. Procuro que los halagos no me envuelvan y mi validación no dependa de recibirlos. En definitiva, pienso cada vez más que estar bien es un trabajo. Que somos muy valientes queriendo avanzar. La mente casi siempre nos lleva a estar mal y es un acto de resistencia reconocerlo y adquirir las herramientas para entender que no somos nuestros pensamientos. Tampoco somos nuestro trabajo ni nuestros logros.

Todo eso es muy rico para el ego, pero sin un sólido propósito de vida nos deja vacías.

Entender que la vida es un cambio continuo y que nada nos pertenece realmente, que estamos aquí para disfrutar, amar y ser felices, nos ayuda a relativizar tantas preocupaciones diarias por cosas que no tienen ninguna importancia. Yo he encontrado en la perimenopausia y la menopausia un propósito profesional que me llena de fuerzas para seguir ayudando a más mujeres, para aportar lo que yo puedo, para que cada mujer como tú pueda transitar esta etapa con la misma información y opciones que tengo yo como experta.

Cada palabra de mis pacientes, cada motivo de sufrimiento resuenan en mí y son una invitación a buscar nuevas soluciones, más respuestas y dar explicaciones que te ayuden a validar lo que estas sintiendo. No me imagino lo duro que sería atravesar todos estos cambios sin tener ninguna respuesta, sin entender por qué suceden esos síntomas. Gracias por darme este «para qué».

Decálogo de la perimenopausia estrella:

1. Amarás a tu cuerpo como está hoy
- No puedes estar sana plenamente sin amar y habitar tu cuerpo.
- Ámate, hónrate, cuídate desde el orgullo hacia quien eres.
- Suelta la comparación, la vergüenza, disfrútate y agradece quien eres con las cartas que te haya dado la vida.

2. Muévete cada día
- Que el movimiento sea tan natural como comer, dormir o hidratarte. Que no tengas que negociar con tu mente cada día para ir a entrenar, caminar o hacer fuerza.
- Muévete más allá de la media hora de entrenamiento que haces en el gimnasio o en casa. Crea el hábito de elegir siempre las escaleras, aumenta los pasos de la manera que puedas, levántate de la silla cada hora, al menos dos minutos. Esos pequeños detalles son los que agradecerá tu «yo» saludable de 70, 80, 90 o 100 años.

3. Crea tus propias rutinas que te anclen, te den calma y te ayuden a navegar incluso los días más desafiantes
- Puede ser una pequeña rutina o ritual de inicio del día como agradecer, meditar, leer mientras tomas el café, unos estiramientos, ver el amanecer, pasear con tu perro, caminar con atención plena, escribir unas líneas, visualizar el día.
- Crea también una rutina para cerrar cada día: leer, beber una infusión, rezar o agradecer. Las rutinas nos dan calma, nos serenan y nos ayudan a regular tanto nuestros ritmos circadianos como el sistema nervioso.

4. Tus músculos son tus guardaespaldas

Unos músculos sanos, fuertes y funcionales serán tus mejores aliados para prevenir numerosas enfermedades. Invierte tiempo y energía en trabajar la fuerza muscular. Con el tiempo puede costarnos un poquito más formar masa muscular; asimismo, con la adecuada ingesta de proteínas, hidratación, entrenamiento constante, cargas progresivas y un buen descanso, verás resultados y, sobre todo, te sentirás cada vez mejor, tanto física como mentalmente.

5. Come para nutrirte, para estar fuerte y para darle los materiales de construcción a tus músculos, huesos, cerebro, corazón y demás órganos vitales

- No pases hambre, olvídate de dietas restrictivas, no te prohíbas tantas cosas.
- Come más alimentos naturales, disfruta de cocinar, de los sabores de la comida, de los platos tradicionales.
- Tu yo saludable del futuro no te quiere flaca, te quiere fuerte, olvídate de tu peso en número y guíate por sensaciones, nivel de bienestar y energía.

6. Cuida el descanso

- Tus horas de sueño profundo son una gran medicina para mente, cuerpo y espíritu. Si tienes problemas para dormir, dedícales tiempo y energía a resolverlos. Muchas veces la solución es hormonal; otras veces los suplementos ayudan, y en todos los casos una buena higiene del sueño, crear una relación sana con el descanso y aprender rutinas sencillas nos ayudará.
- Pon una alarma para irte a la cama temprano y tu día empezará del mejor modo posible.

7. Cuida a tu grupo de amigas y dales espacio en tu agenda para compartir actividades que disfrutéis

Esas amigas con las que nos reímos, compartimos nuestros momentos duros y también las alegrías y los logros serán una pieza clave para una salud estrella futura. Cuídalas, llámalas, ten detalles con ellas, por pequeños que sean. Aunque a veces desees aislarte, tengas poco tiempo o pocas ganas de socializar, procura darles prioridad en tu vida y planifica momentos memorables en su compañía: viajes, escapadas, cenas, entrenamientos, o si están lejos videollamadas. Dedícales amor, tiempo y energía, celebra sus logros y vive sus éxitos como si fueran tuyos. Son las hermanas que nos ha dado la vida. En ocasiones, con solo escucharlas un rato, compartir historias, apoyarnos... nuestro día mejora significativamente.

8. Busca a una experta o experto en perimenopausia

- Si eres del grupo de mujeres que al leer este libro te viste reflejada en varias historias, te identificaste con situaciones que estás viviendo, con síntomas a los que no encontraban explicación y sufres porque tu vida ha empeorado, porque te sientes más limitada o simplemente no te reconoces, no lo pienses más, deja de aguantar y de normalizar lo que sabemos que no es normal. Si te ha costado encontrar a un profesional que te escuche y que te brinde opciones para mejorar, no decaigas. Cada vez somos más y existimos, como la perimenopausia. Quien busca bien encuentra.
- Tú tienes el poder de abogar por tu salud. No te conformes, elige la opción que se alinee con tu manera de ver la vida. Tener a una profesional con la que te sientas en sintonía marcará la diferencia en tu evolución.

9. Crea una vida que te acerque a la paz mental

- El mayor anhelo de la mayoría de las mujeres de mediana edad es tener paz mental. Estar tranquilas, disfrutar de un día en calma, sin sobresaltos, dejar las prisas y las infinitas listas de tareas que tanto nos agobian, soltar el exceso de control y de responsabilidades que nos ahoga.
- La perimenopausia nos brinda esa gran oportunidad: la de ir soltando cargas, trabajar los límites, elegir los momentos en los que no hagamos nada, respetar nuestros silencios, dejar de estar disponibles todo el tiempo.
- Ve identificando tus estresores y busca las herramientas que necesites para encontrar paz: terapia psicológica, meditación, ratos de silencio, aficiones (las que te funcionen a ti).

10. Ten un «para qué»

- Descubre un motivo lo bastante importante que te ayude a seguir adelante en los días más duros. Esos días en los que no tengas ganas de nada, te sientas triste, adolorida, cansada, te cueste cumplir tus rutinas, ten siempre en mente tu motivo para seguir sana, plena y fuerte. Para muchas de nosotras nuestro «para qué» es alguien, como los hijos, el marido, los padres, la familia, las mascotas. En mi caso es mi familia.
- Todo puede cambiar de un momento a otro. Los hijos se irán de casa y quedará el «nido vacío», las parejas pueden seguir o no. En pocas palabras, no controlamos lo que harán las demás personas, por más que queramos que siempre estén a nuestro lado y que todo siga igual.
- La vida son cambios continuos y no tenemos ninguna certeza de qué nos depara el futuro. Por eso te animo a tener una gran relación contigo misma, a pasar tiempo a solas y a tener un sueño y un propósito tuyos, para que tu vida siempre tenga sentido, para que, pase lo que pase, tengas un fuerte motivo para querer seguir adelante.

Despedida

Querida lectora estrella:

Gracias por recorrer junto a mí las páginas de este libro. Mi mayor deseo es que te hayas visto reflejada en las distintas historias de mujeres que, como tú, buscan aprender a vivir con más vitalidad, ilusión y esperanza.

Espero que hayas vaciado tu «mochila de vida» de todo eso que nos pesa y la hayas vuelto a llenar de las herramientas que más te funcionen para seguir adelante hacia nuestra «segunda mejor mitad» de la vida.

A lo largo del libro hemos aprendido juntas que la perimenopausia es un periodo tan largo como desconocido, durante el que tenemos grandes oportunidades si ponemos el foco en lo que suma.

Tu perimenopausia puede convertirse en tu mejor momento vital si aplicas todo lo aprendido para cuidar de tu cuerpo, mente y espíritu, amas y respetas tu cuerpo y le das los cuidados que lo hacen funcionar bien.

Soltar las prisas, respetar los límites, blindar tu tiempo de descanso, de entrenar la fuerza y de comer con calma, elegir a un experto en perimenopausia, quedar con personas que te valoren y te inspiren, aprender a disfrutar de tu sexualidad, verte como tú te sientas guapa y cuidar tu paz mental serán los peldaños de esta especie de puente entre la etapa reproductiva y la posmenopausia.

Esta etapa puede ser desafiante. Ahora tú tienes la información que te ayudará a hacerte más grande que tus desafíos.

Me siento honrada y agradecida de cumplir con este propósito de vida que es ayudarte a disfrutar de tu vida con salud plena.

Mi visión es crear un movimiento internacional de mujeres llamado «la perimenopausia existe» para que ninguna tenga que sufrir por no ser escuchada, para que todas seamos validadas y se siga investigando y ofreciendo soluciones.

Ahora eres parte de este movimiento. Comparte con otras mujeres todo lo que has aprendido y hazles saber que no están solas.

Este viaje no termina aquí. Seguiré estudiando, investigando y buscando soluciones para ayudarte. Seguimos juntas navegando por la perimenopausia y preparándonos para recibir la década de los cincuenta con una mente calmada y un cuerpo fuerte.

Nos encontraremos de nuevo, más fuertes, más sanas, más plenas.

Gracias por inspirarme a escribir este libro.

Agradecimientos

Este libro se escribió en 2025, pero las ideas que contiene se construyeron a lo largo de mi vida.

Quiero agradecer a algunos ángeles que me ayudaron a materializarlo.

A todas las mujeres que pasaron por mis consultas de salud hormonal, sus historias, sus deseos, sus anhelos han sido mi motor. Hemos llorado juntas, y su frustración por no encontrar respuestas ni soluciones me llevó a seguir buscando.

A las estrellas de mi comunidad de Instagram @doctorajimenez, gracias por ser tan amorosas, agradecidas y por esa energía tan bonita que me envían y que me alimenta para seguir divulgando.

A Alfredo. Sin tu amor incondicional, apoyo continuo, humor y admiración, no existiría este libro. Gracias por cuidar de nuestros hijos y construir junto a mí lo más importante de mi vida. A Alfredo y a Alfonso, mis hijos amados, nuestro «para qué». Gracias por darme la fuerza para superar los desafíos.

A Teresa, mi editora estrella. Gracias por confiar en mí para este libro tan especial. Por darme la oportunidad de ayudar a las mujeres a vivir mejor.

A María Jesús. Gracias en donde estés por todo el cariño que me diste en vida y todo el apoyo a mi trabajo. Gracias por enseñarme a relativizar cuando todo parece complicarse.

A Patri. Gracias por el proyecto tan bonito que hemos creado juntas, por el amor que le pones a todo lo que haces y por enseñarme a vivir con serenidad y aceptación.

Gracias a toda mi familia y amigos queridos por sostenerme, por creer en mí y apoyarme siempre.

A ti, lectora estrella, por llegar hasta aquí, por seguirme dando motivos para escribir. Gracias de corazón.

Referencias bibliográficas

Aaseth, J. O., *et al.*, «The Importance of Vitamin K and the Combination of Vitamins K and D for Calcium Metabolism and Bone Health: A Review»,Review», *Nutrients*, vol. 16 (25 de julio de 2024), n.° 15, p. 2420.

Chlebowski, R. T., *et al.*, «Estrogen Alone and Breast Cancer and MortalityMortality in Postmenopausal Women», , The Journal of the American Medical Association, vol. 323 (2020), n.° 10, pp. 938-945.

— y A. K. Aragaki, «Menopausal Hormone Therapy and Breast Cancer Findings:Clinical Practice Implications», CurrentImplications», *Current Obstetrics and Gynecology Reports*, vol. 14 (2025), n.° 8.

Coquoz, A., *et al.*, «Impact of Micronized Progesterone on Body Weight, Body Mass Index, and Glucose Metabolism: A Systematic Review, *Climacteri*c, vol. 22 (abril de 2019), n.° 2, pp.148-161.

Domínguez, L. J., *et al.*, «Magnesium and Migraine», *Nutrients*, vol. 17 (18 de febrero de 2025), n.° 4, 725.

El Assar, M., *et al.*, «Effect of Physical Activity/Exercise on Oxidative Stress and Inflammation in Muscle and Vascular Aging», *International Journal of Molecular Sciences*, vol. 23 (5 de agosto de 2022), n.° 15, 8713.

El Khoudary, S. R., *et al.*, «The Menopause Transition and Women's Health at Midlife: A Progress Report from the Study of Women's Health Across the Nation (SWAN)», *Menopause*, vol. 26 (2019), n.° 10, 1213.

Erdélyi, A., *et al.*, «The Importance of Nutrition in Menopause and Perimenopause: A Review», *Nutrients*, vol. 16 (21 de diciembre de 2023), n.° 1, 27.

Fatemeh, G., *et al.*, «Effect of Melatonin Supplementation on Sleep Quality: A Systematic Review and Meta-Analysis of Randomized Controlled Trials», *Journal of Neurology*, vol. 269 (enero de 2022), n.° 1, pp. 205-216.

Fekete, M., *et al.*, «Nutrition Strategies Promoting Healthy Aging: From Improvement of Cardiovascular and Brain Health to Prevention of Age-Associated Diseases», *Nutrients*, vol. 15 (2022), n.° 1, 47.

Fiol, G., *et al.*, «Associations Between Menopausal Hormone Therapy and Colorectal, Lung, or Melanoma Cancer Recurrence and Mortality: A Narrative Review», *Journal of Clinical Medicine*, vol. 12 (12 de agosto de 2023), n.° 16, 5263.

Fournier, A., F. *et al.*, «Use of Different Types of Hormone Therapy and Risk of Breast Cancer», *Breast Cancer Research and Treatment*, vol. 107 (2008), n.° 1, pp. 103-111.

Gasser, S., *et al.*, «Impact of Progesterone on Skin and Hair in Menopause: A Comprehensive Review», *Climacteric*, vol. 24 (junio de 2021), n.° 3, pp. 229-235.

Glynne, S., *et al.*, «Effect of Transdermal Testosterone Therapy on Mood and Cognitive Symptoms in Peri- and Postmenopausal Women: A Pilot Study», *Archives of Women's Mental Health*, vol. 28 (junio de 2025), n.° 3, pp. 541-550.

Gupta, A. K., *et al.*, «Menopause and Hair Loss in Women: Exploring the Hormonal Transition», *Maturitas*, vol. 198 (julio de 2025), 108378.

Harlow, S. D., *et al.*, «Executive Summary of the Stages of Reproductive Aging Workshop + 10: Addressing the Unfinished Agenda of Staging Reproductive Aging», *Menopause*, vol. 19 (abril de 2012), n.° 4, pp. 387-395.

Hartanto, A., *et al.*, «Dispositional Gratitude, Health-Related Factors, and Lipid Profiles in Midlife: A Biomarker Study», *Scientific Reports*, vol. 12 (11 de abril de 2022), 6034.

International Menopause Society, «Global Consensus Statement on Menopausal Hormone Therapy», *Climacteric*, vol. 16(abril de 2013), n.° 2, pp. 203-204.

Joffe, H., *et al.*, «Impact of Estradiol Variability and Progesterone on Mood in Perimenopausal Women with Depressive Symptoms», *Journal of Clinical Endocrinology and Metabolism*, vol. 105 (1 de marzo de 2020), n.° 3, pp. e642-e650.

Kemmler, W., *et al.*, «Effects of Different Types of Exercise on Bone Mineral Density in Postmenopausal Women: A Systematic Review and Meta-Analysis», *Calcified Tissue International*, vol. 107 (noviembre de 2020), n.° 5, pp. 409-439.

Korovljev, D., *et al.*, «The Effects of Creatine Supplementation on Cognition, Clinical Outcomes, and Brain Creatine Levels in Perimenopausal and Menopausal Women (CONCRET-MENOPA): A Randomized Controlled Trial», *Journal of the American Nutrition Association*, 25 de agosto de 2025, pp. 1-12.

Kviatkovsky, S. A., *et al.*, «Collagen Peptide Supplementation for Pain and Function: Is It Effective?», *Current Opinion in Clinical Nutrition and Metabolic Care*, vol. 25 (1 de noviembre de 2022), n.° 6, pp. 401-406.

Laing, S., *et al.*, «A Dermo-Nutrient Containing Special Collagen Peptides Improves Skin Structure and Function: A Randomized, Placebo-Controlled, Triple-Blind Trial», *Journal of Medicinal Food*, vol. 23 (febrero de 2020), n.° 2, pp. 147-152.

Lambrinoudaki, I., y E. Armeni, «Understanding and Clinical Approach to Cardiometabolic Transition at the Menopause», *Climacteric*, vol. 27 (febrero de 2024), n.° 1, pp. 68-74.

Lobo, R. A., y A. Gompel, «Management of Menopause: A View Towards Prevention», *The Lancet Diabetes & Endocrinology*, vol. 10 (mayo de 2022), n.° 5, pp. 457-470.

Manson, J. E., *et al.*, «The Women's Health Initiative Trials of Menopausal Hormone Therapy: Lessons Learned», *Menopause*, vol. 27 (agosto de 2020), n.° 8, pp. 918-928.

Mendoza, N., *et al.*, «Eligibility Criteria for Menopausal Hormone Therapy: A Position Statement from a Consortium of Scientific Societies», *Maturitas*, vol. 166 (diciembre de 2022), pp. 65-85.

Mikdachi, H., y R. Dunsmoor-Su, «GLP-1 Receptor Agonists for Weight Loss in Perimenopausal and Postmenopausal Women: Current Evidence», *Current Opinion in Obstetrics and Gynecology*, vol. 37 (abril de 2025), n.° 2, pp. 97-101.

Model, J. F. A., *et al.*, «Interactions Between Glucagon-Like Peptide 1 and Estrogens Regulate Lipid Metabolism», *Biochemical Pharmacology*, vol. 230 (diciembre de 2024), 116623.

North American Menopause Society, «The 2022 Hormone Therapy Position Statement», *Menopause*, vol. 29 (julio de 2022), n.° 7, pp. 767-794.

O'Bryan, S. J., *et al.*, «Progressive Resistance Training for Increases in Muscle Strength and Bone Mineral Density in Older Adults: A Systematic Review and Meta-Analysis», *Sports Medicine*, vol. 52 (agosto de 2022), n.° 8, pp. 1939-1960.

Palacios, S., *et al.*, «Management of Obesity in Menopause», *Climacteric*, vol. 27 (agosto de 2024), n.° 4, pp. 357-363.

Rowe, I. J., y R. J. Baber, «The Effects of Phytoestrogens on Postmenopausal Health», *Climacteric*, vol. 24 (febrero de 2021), n.° 1, pp. 57-63.

Sander, B., y J. L. Gordon, «Premenstrual Mood Symptoms in the Perimenopause», *Current Psychiatry Reports*, vol. 23 (octubre de 2021), n.° 11, 73.

Seong, S. H., *et al.*, «Low-Molecular-Weight Collagen Peptides Supplement Promotes Healthy Skin: A Randomized, Double-Blind, Placebo-Controlled Study», *Journal of Cosmetic Dermatology*, vol. 23 (febrero de 2024), n.° 2, pp. 554-562.

Smith-Ryan, A. E., *et al.*, «Creatine in Women's Health: Bridging the Gap from Menstruation Through Pregnancy to Menopause», *Journal of the International Society of Sports Nutrition*, vol. 22 (diciembre de 2025), n.° 1, 2502094.

Starek-Świechowicz, B., *et al.*, «Alcohol and Breast Cancer», *Pharmacological Reports*, vol. 75 (febrero de 2023), n.° 1, pp. 69-84.

Stute, P., *et al.*, «Hormone Therapy and Breast Cancer Risk: Current Evidence», *Breast Care*, vol. 18 (2023), n.° 1, pp. 1-8.

Tarsitano, M. G., *et al.*, «Effects of Magnesium Supplementation on Muscle Soreness in Different Types of Physical Activity: A Systematic Review», *Journal of Translational Medicine*, vol. 22 (5 de julio de 2024), n.° 1, 629.

Tran, K. H., *et al.*, «Decreased GABA+ Levels in the Medial Prefrontal Cortex of Perimenopausal Women: A 3T 1H-MRS Study», *International Journal of Neuropsychopharmacology*, vol. 26 (19 de enero de 2023), n.° 1, pp. 32-41.

Troìa, L., *et al.*, «Sleep Disturbance and Perimenopause: A Narrative Review», *Journal of Clinical Medicine*, vol. 14 (23 de febrero de 2025), n.° 5, 1479.

Uddenberg, E. R., *et al.*, «Menopause Transition and Cardiovascular Disease Risk», *Maturitas*, vol. 185 (julio de 2024), 107974.

Wright, V. J., *et al.*, «The Musculoskeletal Syndrome of Menopause», *Climacteric*, vol. 27 (octubre de 2024), n.° 5, pp. 466-472.

Zouboulis, C. C., *et al.*, «Skin, Hair and Beyond: The Impact of Menopause», *Climacteric*, vol. 25 (octubre de 2022), n.° 5, pp. 434-442.